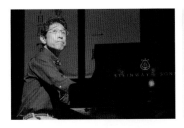

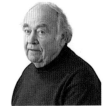

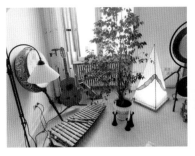
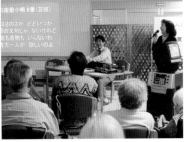
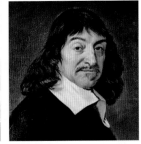

WARTBURGBOTE

Kirchenzeitung der Ev.- luth. Wartburggemeinde Frankfurt a. M.

Jahrgang 58   Februar/März 2013

Musik in der Wartburgkirche

2. Feb. 2013 19.30 Uhr	23. März 2013 19.00 Uhr
Orchesterkonzert	**Japanisches Freundschaftskonzert**
Robert Schumann: Ouvertüre zu "Manfred", op. 115	Werke von: Johann Sebastian Bach, Ludwig van Beethoven, Frederic Chopin, Teiichi Okano, Mutuo Shishido, Friedrich Silcher u. a.
Ludwig van Beethoven: Konzert für Klavier und Orchester Nr. 4 G-Dur, op. 58	für Klavier Solo, Klavier 4-händig, Gesang und Klavier Horn und Klavier mit den japanischen Interpreten: Yukinoshin Ito, Kaito Fujime, Meru Okayama, Shion Mori, Kanon Mori, Yasutake Hirai, Mana Akome, Yumiko Sato, Yu Nishikiori, Akiyo Yoshioka, Leitung: Dr. Hiroshi Bando

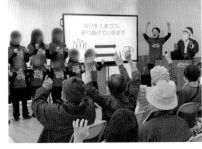
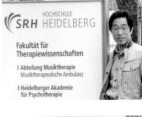

DAS KRANKENHAUS

Gebündeltes Know-how an einem Ort

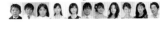
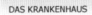

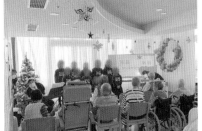
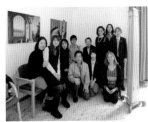

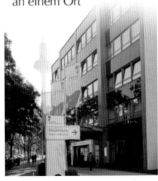
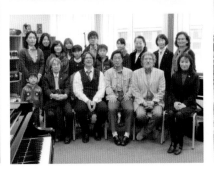
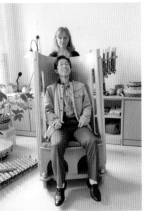

SRH HOCHSCHULE HEIDELBERG

Fakultät für Therapiewissenschaften

I Abteilung Musiktherapie
  Musiktherapeutische Ambulanz

I Heidelberger Akademie
  für Psychotherapie

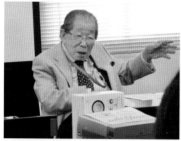
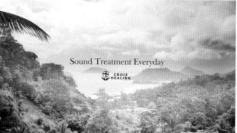

Sound Treatment Everyday

✠ CROIX HEALING

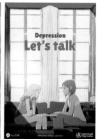

Depression
Let's talk

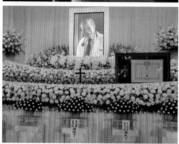
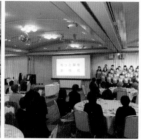
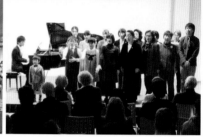

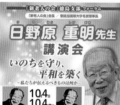
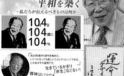

「新老人の会」徳島支部 フォーラム
「新老人の会」会長・聖路加国際大学名誉理事長
日野原 重明先生
講演会
いのちを守り、
平和を築く
－私たちが伝えるべきものは何か－

104日
104週に
104句

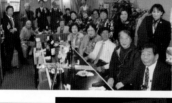
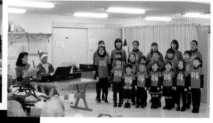

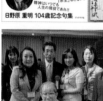
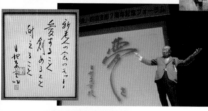

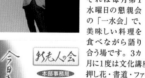
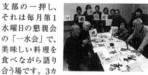
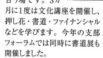

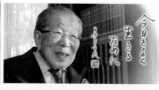

新老人の会
本部事務局

徳島
支部　　支部の一押し!

支部の一押し、
それは毎月第1
水曜日の懇親会
の「一水会」で、
美味しい料理を
食べながら語り
合う場です。3カ
月に1度は文化講座を開催し、
押し花・書道・ファイナンシャル
などを学びます。今年の支部
フォーラムでは同時に書道展も
開催しました。

文化講座の開催

徳島代表
板東浩

39

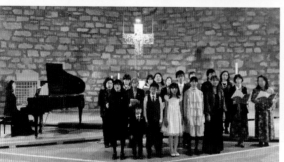
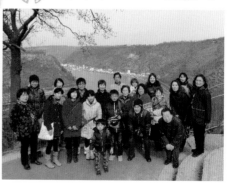

ごあいさつ

　このたび、「Dr.板東の音楽療法シリーズ 心理編」の改訂版を発行することとなりました。著者らは、音楽療法や統合医療、心理学、糖質制限、「新老人の会」など、いろいろな活動に関わってまいりました。

　当初、板東が音楽療法と出会ったのは不思議なタイミングでした。ある国際学会のパーティでピアノ演奏をしていたところ、偶然にも日本内科学会や日本プライマリ・ケア学会で長年ご指導を賜った恩師でもある日野原重明先生から、音楽療法の世界にお誘いいただいたのです。すぐに勉強を始め、ご指導を頂きました。その後、日本バイオミュージック学会、日本音楽療法学会では、全国大会のお世話を担当させていただくなど、活動を継続して参りました。

　近年、医療の状況は次第に変わりつつあります。音楽療法（Music Therapy, MT）は、統合医療（Integrative Medicine, IM）ならびに補完代替医療（Complementary and Alternative Medicine, CAM）のカテゴリーに含まれているのです。通常の西洋医療（Western Medicine, WM）にCAMを合わせて統合したものがIMとなります。そのため、音楽療法だけを論じるよりも、IMやCAMの中で他の治療法とのコラボが試みられたり、生物・心理・社会的（Bio-Psycho-Social）という多面的な議論が展開したりしています。そして情報通信技術（ICT）が飛躍的に発展し、21世紀は医療も大きな変革を迎える時代になるといえましょう。

　本書は、音楽療法シリーズの中で「入門編」に引き続いてまとめられた「心理編」でしたが、通常の教科書のように知識を詰め込んだものではありません。医学には、サイエンスとアートが融合しています。音楽療法に関わる多面的な解説に加えて、芸術文化や心理学など、その他の話題も紹介しております。それは、音楽療法において基盤となる学問は、理論と実践（臨床現場におけるセッション）の両者が重要であるからです。本書が皆さまに対して何かご参考になることがあれば幸いでございます。最後になりましたが、改訂版の発行に際し、お世話になりました皆様に感謝申し上げます。

2021年12月吉日

吉岡明代、板東　浩　拝

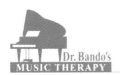

Dr. 板東の音楽療法
CONTENTS
心理編 改訂版

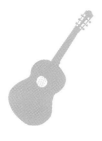

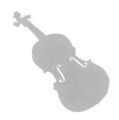

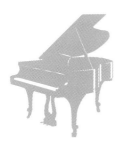

第1章　音楽療法とは？

　近年、我が国では、「音楽療法」という言葉をよく耳にするようになりました。様々なメディアを通して音楽療法が紹介されるようになったからです。書店に足を運んでみても、10年前まではあまり見かけなかった音楽療法に関する書籍が、今では立派に一つのコーナーを占めるようにもなっています。インターネットで音楽療法というキーワードで検索を試みても、莫大な数の情報源が探し出され、その範囲は医療、看護、福祉、音楽など様々な領域にわたっています。それらすべてにおいて、音楽療法は人々の健康の維持や増進に良い効果をもたらすという内容が紹介されています。様々なメディアを通して音楽療法の効果が知られることによって、今後もますます注目を集めていくことになるでしょう。では、この音楽療法とはいったいどういうものなのでしょうか。そして、なぜ今、音楽療法が注目されているのでしょうか。

1．音楽療法への注目

1－1　2つの音楽療法

　読者の皆さんは音楽療法という言葉にどのようなイメージを持っていますか。音楽を使って催眠の世界に入るというようなイメージを持っている人もいるかもしれません。あるいは、高齢者が歌を歌ったり楽器を鳴らしたりして楽しそうに何かをしているというイメージを持っている人もいるかもしれません。実は、これらのイメージはどちらも「間違っている」とは言えません。

　音楽療法と一口に言っても、その内容は大きく2つに分けられます。

　1つ目が広い意味でとらえる音楽療法です。これは、健康状態に特に目立った問題がない健常者に対して行われる音楽健康法やレクリエーションで音楽が用

いられる場面とイメージされると分かりやすいでしょう。BGMとして音楽を流したり、集まった人たちと一緒に歌を歌ったりすることでその場の雰囲気が盛り上がったり、楽しい気持ちになったりすることはないでしょうか。あるいは、歌を歌うことによって気持ちがすっきりしたり、楽器を演奏することに夢中になって一日があっという間に過ぎてしまったりという経験はありませんか。このように、日常生活にうまく音楽を利用することによって心が癒されたり、エネルギーが沸いてきたり、健康な心身の状態が保たれることを「広い意味での音楽療法」といいます（広義の音楽療法）。ここでは、専門家が介入して厳密な目的を立てて実践することや、その活動にどのような効果がどれぐらいあったのか評価すること、そしてその活動をより発展させるための調査研究を行うことは特に求められません。そのため、誰でも、いつでも、どこでも行うことができるというのが特徴だといえます。

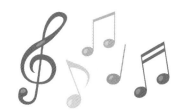

　一方、狭い意味で用いる音楽療法があります。これは、広義の音楽療法とは違って、専門家が関わって実践され、そこには厳密な目的と意味があります。「療法」という名前の通り、医療の見地から療法または治療という意味合いで行われる音楽療法のことであり、主に医療や福祉関係の施設で行われています。このような状況で行われる音楽セッションは、単にその場が楽しければいいというものではありません。その楽しさを通して何らかの「治療」が行わなければならなくなります。そして、「治療法」として音楽セッションを行った場合には、その後の対象者の経過の観察やその音楽セッションが対象者に適切だったのかという評価が必要となります。これは、皆さんが病院に行って医者に診察を受け、処方してもらった薬を一定期間飲んだ後、医者から「もう治療を受けたり、お薬を飲まなくてもいいですよ」と言われることとまったく同じです。経過の観察や効果の評価をする必要がありますので、狭義の音楽療法は誰にでもできるものではありません。資格を持った音楽療法士（music therapist, MT）を中心に理学療法士（physical therapist, PT）、言語療法士（speech therapist, ST）などが連携して音楽セッションが行われます。

1－2　なぜ、いま音楽療法なのか

　では、なぜ、いま音楽療法に注目が集まっているのでしょうか。筆者は2つの理由があると考えています。

　1つ目の理由として、過度なストレス社会において私たちの心が常に不安定な状態にあるからだといえるでしょう。

　デジタル技術の進歩に伴い、私たちの生活は非常に便利になりました。スーパーやデパートなどに買い物にわざわざ出かけなくても、インターネットを通じて世界中のものをボタンひとつで自宅に居ながら買うことができます。異国の雰囲気を味わいたいと思えば、テレビやインターネットの動画配信サイトなどで気軽に外国の風景を見ることができます。海外に住む友だちとリアルタイムで会話を楽しむこともできます。また、携帯電話の急速な進化と普及によって、今では携帯電話（スマートフォン）は単なる通話の機能だけに収まらない、私たちの生活に無くてはならないものへとなりました。どこにいても分からないことがあればその場ですぐに調べられるし、電車の中でも買い物ができるし、いつでも写真を撮って誰かと共有することができます。重い本を持ち歩く必要もなくなってきました。自分が今どこにいるか分からなくなった時も、目的地まできちんと案内までしてくれます。

　一方で、このような便利な社会は「監視社会」になったことも事実です。かつてサラリーマン川柳において「ケイタイの　見えぬ　コードに縛られる」「携帯で　私生活まで　管理され」「携帯の　届かぬ地下で　羽のばし」という句がありました。うんうん、とうなずいておられる方もいるのではないでしょうか。携帯電話をはじめとしたデジタル機器の普及によって、周囲から行動を監視され、自由な時間が奪われるといような私たちの生活に不自由さをもたらす一面も出てきました。先ほどの川柳はこのような一面をうまく言い表していますね。また、ソーシャル・ネットワーク・サービス（SNS）の利用が増えるにつれ、周囲の反応を過度に気にしたり、相手に同調したりするといった行動が暗黙のうちに求められるようにもなりました。KY（空気が読めない）という言葉の流行はそのような流れの象徴だといえるでしょう。このような行動は私たちに多くの規制と犠牲をもたらすようになり、ストレスの大きな原因となっ

ています。日常的なストレスの積み重ねは慢性的なストレスとなって、私たちの心身の健康に知らず知らずのうちに大きな影響をもたらします。そこで、ストレスを最も手っ取り早く取り除くことができ、そして年齢や性別、健康状態を問わず誰にでも活用することができる音楽に注目が集まっていると考えられます。

　もう一つの理由は、急速な少子高齢化の進行です。ご存じの通り、日本は世界で最も長生きできる国の1つであり、そのトップ集団の位置をずっとキープしてきました。少子高齢化とはその国で暮らしている高齢者の割合が高く、逆に子どもの割合が低いことを言います。高齢者の占める割合が高くなるということは、これまでの社会であまり注目を集めなかった高齢者特有の病気が浮き彫りになって、広く知られることにつながります。そのもっとも代表的なものが「認知症」でしょう。我が国では、2020年時点で65歳以上人口の約6人に1人が認知症であると推計されています（内閣府「平成29年度高齢社会白書」）。戦後ベビーブーム世代である、いわゆる団塊の世代が本格的に高齢期に突入し、高齢者の絶対数が増えることによって、しばらくの間はこの数は上昇し続けることも予想されています。

　このような高齢者特有の病気に対処する治療法の1つとして、音楽療法が注目を集めているといえるでしょう。例えば、音楽には「昔の出来事を思い出すことができる」という不思議な力があります。認知症を患う高齢者がこの音楽の力を用いることによって、少しの間でも平穏な時間を過ごすことができる、あるいは少しでも認知症の症状の悪化を遅らせることができることが徐々に分かってきました。そして、そのことは患者本人だけでなく、家族にとってもメリットが大きいことも分かってきました。そのため、音楽療法に注目が集まっているといえるのかもしれません。

1－3　音楽が人にもたらす影響とは

　音楽が人に対してもたらす影響を表1にまとめました。
　身体的には、代謝の亢進、筋力の増加または減少、呼吸数の変化、循環血液

量、血圧、脈圧の変化などの影響がみられています。

　一方、心理面に対しては、心がひかれてその気分を持続させる、いろいろな気分や感情を沸き出させる、イメージを呼び起こし感情を刺激する、内的緊張を緩和する、自己表現を促進させる、などの作用があることが分かっています。

　身体面、心理面に加えて、社会面の影響や作用も無視してはいけません。社会的側面とは、私たちの体の外にある世界すべての事象を指します。人間関係も含まれますし、学校や施設といった特定の場所の影響などもここに含まれます。音楽によって新しい人間関係が作り出されたり、それまでの人間関係がより親密になったり、集団としてのまとまりを作り出すという作用があります。

【表1】　音楽が有する機能

1）生理的機能
感覚ニューロンを介して大脳の感情中枢に影響 自律神経に対して賦活的あるいは抑制的に働く 大脳皮質の運動中枢に刺激または抑制的に働く 長期記憶に対してさまざまな出来事と結びつく 大脳皮質における認知的なプロセスを刺激する
2）心理的機能
知的過程を介さず、直接情動に働きかける 自己愛的な満足が得られる傾向がある 人における美的感覚を呼び起こさせる 情動に対して直接的な発散を引き起こす 身体的な動きや運動を誘発させる ホメオスタシスなど法則の上に存在する
3）社会的機能
一種のコミュニケーションの働きを有する 多様性が存在し、適応可能な条件が広い 統合的な精神機能が必要で活性化される 集団的活動で、社会性が形成される

　このように音楽は私たちに多方面にわたって影響をもたらしていることが知られています。その音楽の力を利用した治療法が、この本で注目している音楽療法なのです。

2. 音楽療法の歴史

　音楽療法は比較的新しい治療法の1つとして挙げられます。しかし、音楽によって人の心が癒される、あるいは音楽によって人が健康になるという考え方は決して新しいものではありません。

　ここでは、音楽と私たち人間生活のかかわりを歴史的に振り返りながら、音楽療法の誕生と発展のプロセスを簡単にまとめてみます。

2－1　医学と宗教と音楽の関わり

　長い間、医学や宗教と音楽には密接な関連があったのをご存じですか。人が集まって集落で生活し始めたころ、人々は神のメッセージを信じて生活をしていました。その神のメッセージを集落に住む人たちに伝えたのがグループの指導者でした。その指導者とは男性または女性の巫女といわれる人たちでした。そのリーダーは、例えば誰かが腹痛を起こすと、苦しむ患者の腹部に手を当てて、苦しみを癒すという所業を行ってもいました。これが「手当」という言葉の語源だという俗説もあります。つまり、当時の村のリーダーは、住民たちをまとめる指導者でもあり、神のメッセージを伝える代弁者でもあり、医術者でもあったのです。そのほか、病気の回復を願って宗教的儀式を行ったりするときの中心的な役割も果たしていました。このような儀式のときには、声を出したり木を打ったりして音を出すことによって、神のメッセー

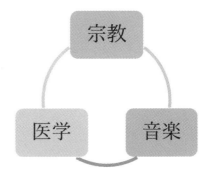

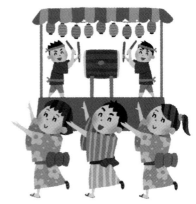

ジを受けやすくしたのです。それが歌や音楽へと発展していったのです。このように、はるか昔から、人間にとって医学と宗教、音楽の3者は切っても切ることができない三位一体のものと考えられてきました。これは日本に限ったことではありません。世界各地を見回してみても、歌や踊りは本来、宗教におけるさまざまな儀式から始まったといわれてきました。その儀式には疫病の流行を鎮めることや個人の病気が治癒することへの祈りが大きく関係しているといえます。

2－2　近代における音楽療法の発展

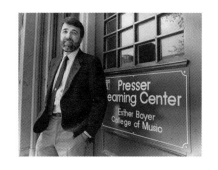

　古来より音楽は人間の日常生活の一部として自然に溶け込んでいましたが、近代に入ると、科学の進歩とともにその関係性を論理的に説明しようとする動きが始まりました。その中でも代表的な人物はドイツの教育学者のルドルフ・シュタイナー（1861-1925）です。

　彼は、科学・自然法・哲学的思考など幅広い領域に精通していました。彼が展開させた哲学や思想であるアントロポゾフィー（人智学）は科学によって精神性を探求していくという研究方法であり、ヨーロッパを発祥に世界中に広がっています。彼は「アントロポゾフィー音楽療法」を提唱しました。その中で人間の存在は音楽の三要素に通じると説明し、頭脳の働きはメロディ、呼吸はハーモニー、手足の動きや血液循環、物質代謝はリズムにそれぞれ相当していると考えました。そして、病気とはこれらのバランスの乱れによって生じると考えました。ここから、音楽と人間の身体や精神の科学的な関係を基にした音楽療法の歴史が始まったといえるでしょう。

2－3　音楽療法の急速な発展

　音楽療法は第二次世界大戦をきっかけに急速に発展していきました。当時は、戦争から帰還し心身ともにダメージを受けた兵士を癒し、一日でも早く日常生活に復帰できるような対策を急いで探すことが求められていました。そこで注目を浴びたのが音楽でした。音楽によって癒しと活力が与えられることに注目が集まり、様々な実践が行われました。そして、そのような実践をより効果的に行うために、実践を専門に行う音楽療法士が求められていくようになったのです。

　このような経緯によって、「音楽を病気の治療に用いる」という狭義の音楽療法の認識が広まり、様々な分野で積極的に取り入れられ、今では行動療法の１つの位置を占めるようになりました。音楽療法の基礎を築いたブルシア（Kenneth E. Bruscia）は「音楽には、慰めてくれたり癒してくれたりする力があることを多くの人が認識し、その個人的な体験を通して音楽の療法的な利益を見出している」とまとめています。現在では躁鬱病、精神分裂病、精神薄弱といった精神疾患を持つ人たち、自閉症をもつ人たち、身体障害者、高齢者を主に対象として、各種社会福祉施設、病院、ホスピスなどで多くの実践が行われています。

3．音楽療法とは何か？

3－1　音楽療法の定義

　では、音楽療法はどのように定義されているのでしょうか。これは国によって少しずつ異なっています。本書ではアメリカと日本を例に挙げます。

　全米音楽療法協会は音楽療法を「精神および身体の健康の回復・維持・改善という、治療目的を達成するうえで音楽を適用すること」と定義しています。明確に「治療目的」と記されていることからも分かるように、ここには広義の音楽療法は含まれていません。一方、日本音楽療法学会は音楽療法を「音楽のもつ生理的、心理的、社会的働きを用いて、心身の障害の回復、機能の維持改善、生活の質の向上、行動の変容などに向けて、音楽を意図的、計画的に使用すること」と定義しています。日本の場合は、治療目的という具体的な言葉が入っていないことから、広義の音楽療法が含まれた考え方になっています。この違いは音楽療法士の「位置づけ」にも色濃く表れています。

3－2　音楽療法士とは

　音楽療法士とは、一言でいえば、音楽療法を専門に扱う人、あるいはそれを職業としている人を指します。日本の場合、音楽療法士は国家資格ではありません。そのため、たとえ治療目的で行われていて、音楽療法士が行っているセッションであったとしても、法的な拘束力を全く受けません。言い換えれば、資格を持っていなくても、音楽に対する知識がなかったとしても、「音楽療法のセッション」を行うことは可能なのです。そのため我が国においては、他の職を持ちながら兼業として音楽療法に従事していたり、看護師や介護士といった人たちがその業務の中で音楽療法を行っている場合が多いというのが現状です。

　一方、アメリカの場合は、音楽療法士（米国認定音楽療法士；MT-BC）は

国家資格ではないものの、誰にでも取れる資格という性格のものではないという点が日本とは異なります。音楽療法士になるためには、米国音楽療法学会の承認を受けた大学で学び、決められたカリキュラムを修了する必要があります。そのカリキュラムの中には、音楽に関する一般的な知識やスキルだけでなく、心理学、特別支援教育、医学（生理学や解剖学）などが含まれています。日本の場合は、様々な自治体や団体が独自の規定に従って音楽療法士の資格を認定しますので、その資格の位置づけが大きく異なっていることがお分かりになるでしょう。

　では、音楽療法士は音楽の専門家でしょうか。そうとも言えますが、厳密に言えば音楽の専門家ではありません。音楽の専門家というと子どもの頃からピアノや他の楽器、歌唱を習い、大学などで音楽を専攻するような人たちのことを指します。長年にわたり技術を磨き、研鑽を積み、大学を卒業してからは生業として音楽を選ぶ人が多いです。このような人たちは自らのパフォーマンスがいかに優れているかが重要であり、そのテクニックがいかに素晴らしいかを評価されることに重点が置かれます。良いパフォーマンスやそれに対する良い評価は達成感や満足感、自分に対する自信をもたらしてくれます。もちろん、そのパフォーマンスが人々を魅了することも多いのですが、それによって相手をどうこうしようという目的は二の次になります。

　一方、音楽療法士は自分自身の満足感よりも目の前の患者や家族が楽しみ、喜び、癒され、心理的に満足できることが重要です。そのために、相手の症状や置かれている状況といった情報を十分に考慮して音楽を選び、セッションというパフォーマンスを行っていく必要があります。ここでは、自分に対する満足感や達成感というものは優先順位が低いと言えます。

【表2】　音楽療法の種類

集団的能動的 音楽療法	個別的能動的 音楽療法
集団的受動的 音楽療法	個別的受動的 音楽療法

3 - 3 音楽療法の種類

　音楽療法は2つの見方の軸から大きく4つに分けることができます（表2）。1つ目の軸は、対象者がどのような形でそのセッションに参加するかという軸です。これは能動的か受動的かと言い表します。能動的音楽療法は、療法を受ける患者も実際に歌ったり演奏したりしながら治療を受けることです。もう1つが受動的音楽療法で、こちらは主に受け身的に音楽を聴取することによって治療を受けるということです。能動的な活動も受け身的な活動もそれぞれに長所と短所があり、どちらが良いかという判断はできません。音楽療法を受ける対象者の状況によってどちらの方法を用いるのがより効果的かを考えて、方法を選んでいきます。

　音楽療法の種類を考えるときに、もう1つの見方の軸があります。それは、集団で行うのか、個別で行うのかという見方です。音楽療法は様々な背景を持つ対象者に対して各自に応じたセッションがなされています。健康状態や個人の性格などは人それぞれなので、理想的には個人セッションによる音楽療法を行うことですが、実際には、音楽セッションを行う施設側の都合や専門職である音楽療法士の数が限定されているため、集団セッションが行われることが多いです。しかし、集団であるからこそ得られる効果もあり、一概にどちらが良いとは限らないというのが本当のところです。

3 - 4 音楽療法の用いられ方

　音楽療法はどのように用いられているのでしょうか。それは大きく3つの方法に分けられます。

　1つ目は医学的な疾病の治療手段の1つとして用いられる音楽療法であり、ここでは「疾病治療のための音楽療法」と名付けておきます。これは実際に病院の総合外来や家庭医学の臨床現場でしばしば行われています。

　あらゆる疾病は心理的・精神的なファクターが疾病の出現や増悪に深く関与

していると言われています。つまり、直接的な原因となる疾患の治療に加えて、その背景にある心理的ストレスを軽減する生活習慣の工夫や薬剤を利用することが大切になってきます。音楽療法は、心理的ストレスの低減という側面から疾病の治療に貢献しているといえるでしょう。

　また、疾病で苦しんでいる人たちの心を癒すだけでなく、発作の予防や、実際に発作が起きたときの苦しみを和らげる訓練にも音楽が有効であるとされています。たとえば、気管支喘息を含む慢性閉塞性肺疾患（COPD）の患者には歌唱が有効であることが知られています。常日頃から歌唱を練習することが発作予防の訓練となるからです。で呼吸筋をうまく使う練習として「口すぼめ呼吸」の訓練が臨床現場ではよく行われますが、歌を歌うことでこの訓練が楽しく行えることになり、患者にさらなる負担をかけずに済むことになります。

　2つ目はリハビリテーションで用いられる音楽療法で、ここでは「リハビリのための音楽療法」と名付けておきます。実際にリハビリテーションの現場では音楽を用いて行われることも多いです。それは、音楽のリズムによって身体が自然と動き出し、リズムに乗って動くことで疲れにくくなるという効果があるためです。

　例えば、パーキンソン症候群における歩行訓練には、音楽療法の実践が有効であることが従来知られてきました。これは、音楽の規則的なリズムに合わせて足を動かすことで、歩行がスムーズになりやすいからです。それが患者の好みであるならなおさらですし、疲れ度合いも違ってくるでしょう。何よりも、痛くて苦しいリハビリを楽しく行うことができます。

　3つ目は、予防医学的な状況に対して用いられる音楽療法で、ここでは「疾病予防のための音楽療法」と名付けておきます。広義の音楽療法はここに当てはまります。心身のリラックスや感情のコントロール、ストレスの緩和などあらゆる目的で音楽が日常的に利用されているのは皆さんもよくお分かりですね。もちろん、みなさんも音楽によって心穏やかに過ごしていることでしょう。

　音楽を用いることで間接的に健康づくりに貢献しているというケースも含まれることから、「疾病予防としての音楽療法」はその適応範囲が非常に広いことも特徴です。例えば、BGMといった環境を整えるために音楽を用いることもここに含まれます。歯科医院を想像してみて下さい。歯科治療で特徴的な雑音として歯を削る不快なノイズが存在しています。この好ましくない音を消す

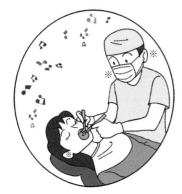

※口のマスク
※耳のマスク（マスキング効果）

ために、室内にBGMの音を流して嫌な音を隠していることが多いですね（マスキング効果）。実はこれも立派な音楽療法といえるのです。なぜかといえば、嫌な音を聞き続けることによるストレスを軽減させるからです。キーンという歯を削る音が聞こえない歯科医院は、「今後歯に何か問題があったらまた行きたい」と思う場所となるでしょう。歯科医院への敷居を低めることによって、お口の健康を維持し続けるということも、立派な健康づくりであると言えます。また、感染予防のため、お口にもマスクが使われていますね。

３−４　音楽療法の対象者

　我が国で音楽療法が行われている分野は、医療、福祉、保健、教育の4つに大別できます。音楽療法が導入された当初は精神科領域で主に行われていましたが、音楽療法の存在が知られるようになり、その効果が広く紹介されるにつれて音楽療法を活用する範囲も広がり、実際に音楽療法を受ける人（対象者）も様々になりました。その範囲は幼少から高齢者まで多岐にわたり、年齢や生活状況によってさまざまな健康問題やニーズに音楽療法が用いられ、その効果が期待されています。

　特に最近、音楽療法を活用する頻度が高いのは高齢者の施設です。わが国は超高齢社会となり、高齢者に関する施設が多く作られるようになりました。そのような施設ではリハビリテーション・プログラムの一環として、またレクレーション・プログラムとして音楽療法を導入するところも多くなりました。これからますます多くの施設から音楽療法や音楽療法士が求められるようになると考えられます。

3－5　音楽療法の目的と目標

　音楽療法の究極的な目的は、音楽を用いて心身ともに健康な状態を保つことにあるといえます。その目的を達成するために、音楽療法士は各セッションにおいて目標を立てて実践しています。その目標は、個人の状態に応じて個別に設定されるものと、広く一般的に求められる目標とに分けられます。ここでは、一般的に求められる目標について説明します。

　≪身体的・生理的な側面の目標≫

　身体的および生理的な側面からみた目標をまとめると表3のようになります。音楽を聴いたり、歌ったり、楽器を演奏したりすることで、身体機能が向上することが分かってきています。それ以外にも、音を集中して聴取することによって、感覚機能が向上するともいわれています。音楽を聴きながら体を動かすことによって、呼吸機能やリズムに伴う運動機能が向上するといった相乗効果がみられます。このような効果を得ることを身体的・生理的な目標とします。

【表3】　心身ケアに対する一般的目標

　1）身体機能の向上
　　　粗大運動：ドラムなど打楽器で上肢の動きを円滑に
　　　微細運動：多彩な楽器に触れて手指を動かす
　　　発声：明瞭な発音や歌唱で、呼吸機能を改善
　2）感覚・知覚機能の向上
　　　音の聞き分け：周囲の環境への注意力、適応力
　　　音色や音源の判別：好奇心を刺激、音当てゲーム
　　　多様な音を発生：遊びを取り入れた内容

　≪心理的・情緒的側面による目標≫

　心理的および情緒的な側面から考えた音楽療法の一般的な目標をまとめたのが表4です。音楽によって認知機能の発達を促すという目標は、特に認知症の症状が軽快する可能性をもたらす、あるいは症状が出てくるのを遅らせるという意味で、高齢者を対象としたセッションでは意義があります。

　また、言葉を用いないコミュニケーション方法として音楽が用いられることが多くあります。言葉で交流することが難しいクライアントの場合には、音楽

を活用することで感情を伝えられるようになることもあります。特に福祉領域で幼児から学童を対象とする場合、音楽を日頃のコミュニケーションツールとして活用することが必須なのです。

　さらに、いろいろなストレスがある場合、なじみの音楽を用いることで心理的な安定感や充足感を感じることができます。特に、音楽セッションの対象者が健康状態に特に目立った疾病を有していない場合には、音楽によって常日頃からストレスから解放されることが大切な目標となります。

【表4】　心理的および情緒的な一般的目標

1）認知機能の発達
　　数え歌：数や文字、名前の習得を促進
　　歌と接触：集中力や記憶力を育成
　　音楽構造の理解：時間感覚や予測能力を感知
2）情緒機能の発達
　　音で交流：感情を介した受け応え
　　音で代替：言葉で表わしにくい感情を伝達
　　音で発散：ストレスフルな否定的感情を解消
3）精神的安定・心理的充足感の獲得
　　日常環境から離別：不安を軽減し帰属感の獲得
　　なじみの音楽：より安定な状況、自尊感情の支持
　　新奇の音楽体験：新しい経験に対する肯定的刺激

≪対人的・社会的側面からみた一般的目標≫

　対人的・社会的側面における目標を表5に示しました。音楽によって、人と人とのコミュニケーションがとりやすくなります。そのことが新たな出会いをもたらしたり、これまでの人間関係を深めたりするきっかけともなってくるでしょう。また、音楽を用いることによって、さまざまなルールを学ぶこともできます。演奏したり歌を歌ったりするときには、音楽特有のルールを守る必要があります。自分勝手に音を出してはいけない、という状況の中では特にそのルールを守る必要が出てきます。これは演奏するということだけに限りません。音楽を聴く場合にもルールがあります。人の音（演奏している音や歌っている声）を聴く、終わったら拍手をしてあげるといった細かなルールは、社会生活に欠かせないルールの1つです。このようなルールを身に着けていくという目標がたてられることも多いです。

【表5】　社会的な一般目標

1）コミュニケーション能力の発達
　　言語の発達：明瞭な発音の促進、
　　言語の回復：発話の抑揚を調節
　　MIT療法：言葉の抑揚にあったメロディで訓練
2）社会的機能の発達
　　個人的対応：要求に充分に対応が可能
　　グループで対応：他者や状況への適応力の改善
　　音楽での役割：社会の秩序を学習

3－6　音楽療法にふさわしい曲とは

　「いったい、どのような曲が音楽療法に適切で、リラックスできますか？」などとしばしば質問を受けます。しかし、数学や物理のように誰に対しても1つの答えが出てくるものとは異なり、あらゆる人にぴったりと当てはまるたった1つの回答は存在しません。その人の年齢や生活環境、音楽の好みによってリラックスできる曲は様々です。たとえ同じ人であっても、ストレスの状況やその日の天気、その時の気分によってリラックスできる曲はあれこれと変化します。つい昨日はリラックス効果が見られた曲でも今日はその曲を聴くと逆にイライラするということだってあります。特に最近では、あらゆるジャンルの音楽を気軽に楽しむことができるようになり、老若男女を問わず誰もが知っている曲を見つけるのは困難です。

　この質問に対する回答を見つけるのは昔から困難だったようです。歴史を振り返りますと、リラックスできるクラシック曲が紹介されてきた経緯があります。それぐらい、人々がリラックスできる曲を選ぶのは難しかったということなのでしょう。その中からリラックスできる曲として挙げられることが多い楽曲について紹介します（表6）。1）バッハ作曲「主よ、人の望みの喜びよ」と、2）パッフェルベル作曲の「カノン」はリラックスできるクラシック音楽の代表曲としてよく知られていますので、詳しく説明しなくても皆さんはお分かりになるでしょう。すでに皆さんの頭の中でこの音楽が流れ始めているのではないでしょうか。

【表6】　リラックスできるクラシック

1）主よ、人の望みの喜びよ：バッハ
2）カノン：パッフェルベル
3）レクイエム：モーツァルト
4）四季より「冬」：ヴィヴァルディ
5）涙のパバーヌ：エイク
6）ジムノペディ：サティ
7）悲愴第2楽章：ベートーヴェン
8）ラルゴ：ヘンデル
9）白鳥：サン＝サーンス
10）ロンド：パーセル

　興味深いことに、リラックスの代表曲とされるこの2曲はバロック時代という音楽史の中では初期の作品なのです。ではなぜ、バロック音楽がリラックスしやすいのでしょうか。その理由の1つとして、旋律やリズム、和音にそれほど大きな変化はない、つまりあまり激しい動きが見られないことが挙げられます。音楽の歴史を概観すると、最初は穏やかな音楽から始まり、徐々に感情激しい曲が増えてきたという流れがあります。時代を経るにつれて安らかな心を求める音楽から、人の心を素直に表現する形へと音楽も変化してきました。ここで注目すべきことは、先ほどのリストをみれば、リラックスできる楽曲はバロック音楽に限られないことです。音楽の世界も、どの時代においても感情激しい曲ばかりが続いていたのでは疲れてしまうので、心安らぐようなあまり変化の激しくない曲が生み出されたのかもしれません。音楽の中の「安らぎ」ですね。激しい音楽の中で生まれた「安らぎ」が人の心を癒す。こう考えると、音楽も人間も同じですね。

　音楽療法の領域では、目の前のクライエントにどのような症状があり、どのような曲を用いてセッションを行うと効果的であるか、という課題は常に付きまといます。この課題もまた、音楽療法の歴史上、ずっと存在してきました。そんな中、1954年にポドルスキー（Edward Podolsky）が音楽処方曲目リストを発表しました。その一部を紹介します（表7）。

　当時、このような推奨曲の試みは高く評価されました。それほど、「どのような楽曲を用いればよいのか」は当時から難しい課題だったのです。音楽に詳しい方なら、このリストを見て、現在でも十分に参考になると思いませんか。

【表7】 ポドルスキーによる音楽処方箋（抜粋）

1）不安神経症
　　ガーシュウィン：キューバ序曲
　　ビゼー：子供の遊び
2）うつ状態
　　リスト：ハンガリー狂詩曲
　　ロッシーニ：ウイリアム・テル序曲
　　シベリウス：フィンランディア
3）神経衰弱状態
　　ショパン：ノクターン
　　ファリア：スペインの庭の夜
　　ヘンデル：水上の音楽
4）心身症（高血圧）
　　ボロディン：減額四重奏第２ニ長調
　　ドビュッシー：ピアノのために
5）心身症（胃腸障害）
　　ベートーヴェン：ピアノ・ソナタ第７番
　　モーツァルト：ピアノ・ソナタ　イ短調

　曲の選曲には国や文化、習慣などが大きく影響し、患者自身にも個人差がみられるため、この推奨曲が万人に当てはまる処方薬とはなりません。
　音楽の特徴と心理（快楽、恐怖、怒り）の関係性が「感情の三角形」として示されているものがあります。簡素化して紹介します（図１）。

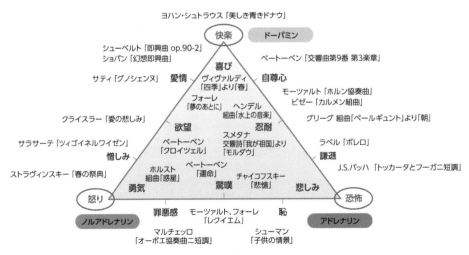

【図1】 音楽の特徴と感情の三角形

3－7　音楽療法の評価

　音楽療法士の仕事の中で最も大切なことは、自分が行ったセッションが対象者にとってどうだったかを常に評価し、次への対策を練ることだと言っても過言ではないでしょう。特に、治療という目的をもって行った音楽セッションを行ったときは治療効果をきちんと評価することが大切です。

　その評価方法も幾通りもあります。ここでは筆者らが作成した評価シートについて紹介します。

　板東法は感覚、行動、ADL/QOLなど20項目を5段階で評価する方法であり、何らかの介入を行った前後で評価し、その変化を折れ線グラフまたはレーダーチャートで示すと、一目で把握できます（表8）

【表8】　音楽介護評価表（板東法）

1．食事	□自立	□観察誘導	□一部介助	□広範介助	□全面介助
2．排泄	□自立	□観察誘導	□一部介助	□広範介助	□全面介助
3．着脱	□自立	□観察誘導	□一部介助	□広範介助	□全面介助
4．入浴	□自立	□観察誘導	□一部介助	□広範介助	□全面介助
5．歩行	□自立	□観察誘導	□一部介助	□広範介助	□全面介助
6．移動	□自立	□観察誘導	□一部介助	□広範介助	□全面介助
7．ベッド上動作	□自立	□観察誘導	□一部介助	□広範介助	□全面介助
8．個人衛生	□自立	□観察誘導	□一部介助	□広範介助	□全面介助
9．視力	□正常	□十分	□軽度障害	□中等度	□高度障害
10．聴力	□正常	□十分	□軽度障害	□中等度	□高度障害
11．言語・会話	□正常	□十分	□軽度障害	□中等度	□高度障害
12．理解・痴呆	□正常	□十分	□軽度障害	□中等度	□高度障害
13．異常行動	□なし	□既往あり	□軽度あり	□中等度	□高度あり
14．不潔行動	□なし	□既往あり	□軽度あり	□中等度	□高度あり
15．不穏・興奮	□なし	□既往あり	□軽度あり	□中等度	□高度あり
16．生活の意欲	□正常	□十分	□軽度障害	□中等度	□高度障害
17．レクと運動	□正常	□十分	□軽度障害	□中等度	□高度障害
18．職員との交流	□正常	□十分	□軽度障害	□中等度	□高度障害
19．患者間の交流	□正常	□十分	□軽度障害	□中等度	□高度障害
20．医師との交流	□正常	□十分	□軽度障害	□中等度	□高度障害

一方、佐治法は、積極性、持続性、協調性、情緒性、知的機能、歌唱演奏、手の操作、歩行、身体の円滑さ、返答の10項目について、その程度を4段階で評価します（表9）。

【表9】　佐治音楽療法評価表

項　目	評価（4段階）
A）積極性	1．回避的で，まったく参加しない。 2．参加しないが，関心を示す（目で追う）。 3．側に行くと口を動かし参加する。 4．積極的で，喜んでとりくむ。
B）持続性	1．まったくできない。 2．短時間なら持続できるが，途中で場を離れる。 3．比較的集中して持続できるが，ときに疲れてしまう。 4．最初から最後まで集中して持続できる。
C）協調性	1．まったくマイペースである。 2．他者と協調しようとするが，うまくできない。 3．受身的であるが，ときどき協調性が認められる。 4．協調的で，ときにリーダーシップもとる。
D）情緒性	1．情緒表現がまったく認められない。 2．微かに表現される（目が動くなど）。 3．働きかければ情緒表現がある。 4．感情の表現能力が豊かである。
E）知的機能	1．痴呆症状が顕著である。 2．記憶力に問題があるが，ときどき歌詞がでてくる。 3．学習がある程度可能であるが，維持されがたい。 4．記憶力がよく，学習も可能である。
F）歌唱・演奏	1．まったくできない。 2．目や耳で聴き，身体が微かに動く。 3．みんなと一緒であればできる。 4．一人で正確にできる。
G）手の操作	1．把握力がなく，日常生活に支障がある。 2．微かに手を動かすことができる。 3．把握力はあるが最後まで続かない。 4．しっかり動かし，リズムに合わせることができる。
H）歩行	1．歩行や移動がまったく不可能である。 2．車椅子を使用するが，すこし動ける。 3．軽い支持が必要であるが，移動可能である。 4．一人で歩行，移動できる。
I）体や動作の円滑さ	1．体は固く，姿勢の変化もできない。 2．物をもち上げたり，運んだりすることは難しく，方向転換にも時間がかかる。 3．体のバランスはややとれるが，早い動作は困難。 4．体操等は正確にでき，早足，駆足もある程度できる。
J）名前に返答する	1．まったく反応しない。 2．名前を呼ばれたことがわかり，目が動く。 3．名前に行動反応を示す。 4．声を出して，はっきりと反応する。

そのほかに、音楽に対する心理学的統覚作用を検討する評価法があります。Music Apperception Test (MAT) と呼ばれ、7段階で評価します（表10）。

【表10】 Music Apperception Test (MAT)

Mat-Music Apperception Test：Instructions
Gabriella Giordanella Perilli P. hD

Name.....................................age..........sex..........date........Music N....

1-While listening, write down whatever this music brings into your mind :

A：Thoughts, personal memories, images, Fantasies, events, people, things, etc.	B：Feelings, Emotions, Sensations.

2-Put a mark on the number describing how strongly your body reacted to this piece of music

Very little body reaction　1　2　3　4　5　6　7　very strong body reaction

3-Circle the phrase which best describes the tempo or speed of this piece

　　　　　　SLOW　　　　　MODERATE　　　　FAST

4-Circle the one that best describes how long this piece lasted

　　　　0-1 minute　　　　　　　　3-4 minutes
　　　　1-2 minutes　　　　　　　　4-5 minutes
　　　　2-3 minutes　　　　　　　　5-6 minutes

5-Put a mark on the number describing how this piece of music feel to you

	Very little					very much	
SAD/MELANCHOLY	1	2	3	4	5	6	7
DESPERATE/TRAGIC	1	2	3	4	5	6	7
POWERFUL/STRONG	1	2	3	4	5	6	7
PEACEFUL/CALM	1	2	3	4	5	6	7
LOVING/CARING	1	2	3	4	5	6	7
TENSE/AGITATION	1	2	3	4	5	6	7
HAPPY/JOYFUL	1	2	3	4	5	6	7
ANGRY/AGGRESSIVE	1	2	3	4	5	6	7
FEARFUL/ANXIOUS	1	2	3	4	5	6	7
BORING/ANNOYING	1	2	3	4	5	6	7
STIMULATING/CURIOUS	1	2	3	4	5	6	7
ORGANIZED/STRUCTURED	1	2	3	4	5	6	7
OPEN/WIDE	1	2	3	4	5	6	7

人が音楽を聴取したり、演奏したり、歌唱したりするときにどのような変化が起こったのかを調べるときに、どのような物差しを使って、どのような側面や軸で測定するかが重要となります。物事を評価するときには2つの見方があります。それは、客観的な立場と主観的な立場です。客観的な立場とは、周りの人が対象者を判断することを言います。多くの場合、客観的な立場で物事を考えるときは何らかのものさしや測定道具を使ってその状況を判断します。周りの人から見て、その人がどう見えるのかというのも客観的な立場でものを見ることになります。例えば、病院に行って医者に診察や検査をしてもらい、その結果を見て「あなたは何も問題ありません。健康ですよ。」と判断してもらうことがこの立場にあたります。一方、主観的な立場とは、本人がその状況についてどのように考えたり感じたりしているのかという立場です。これは例えば、医者の診察結果では薬を飲んで静養する必要があると判断されているのに、本人は「私は元気だから、薬なんか必要ないですよ。動いていた方が体は楽なんです。」と考えている場合がこの立場にあたります。この2つの立場ですが、その評価がぴったり一致することもあれば、まったく逆の結果になっているということもよくあります。そして、主観的な評価の方が人間の心や行動に良い影響を与えるともいわれています。

　では、この2つの立場から、音楽を聴いたときに人はどのように感じたり変化がみられたりするのかを考えてみましょう。「あなたは音楽を聴いたときにどのように感じますか」というような、回答者の主観的な側面を質問するような内容では、回答は非常に幅広いものになります。音楽は芸術でもあり、各個人によって嗜好やなじみの曲は異なります。人により、国や地域により、時代により、音楽のジャンルにより、またその音楽を聴取したときの心の状態によって、同じ音楽を聴いても感じ方は違うものです。そのため共通した傾向を見つけようとしても、簡単に見つかるとは言い切れません。

　一方、客観的指標を用いて調べると、共通している傾向がみられることが分かっています（表11）。音楽を聴取した際には、幸福度とリラックス度の上昇がみられ、一方で緊張、不安、疲労、イライラが下降しました。これは、評価する人があらかじめ質問や選択肢を用意し、それを回答者が回答したから「多くの人は音楽を聴くとこのように変化する傾向がある」ということが見つけ出しやすいのです。

【表11】　音楽聴取の効用

因子	音楽聴取群	対象安静群
幸福度	↑	ns
リラックス	↑	↑
緊張	↓	↓
不安	↓	ns
疲労	↓	↓
イライラ	↓	ns

ns：　有意の差異なし

　音楽の人に対する影響について生理学的分析によって解明する試みも多く行われています。これも客観的な立場で説明しようとしたものの代表といえるでしょう。

第2章　音楽療法における音楽の概念

　音楽療法を行う人は当然音楽について知っておかなければなりません。皆さんの音楽経験を考えると、「今さら何を‥‥」と思われるかもしれません。ここでは今一度、音楽療法で最も大切なキーワードとなる音楽の概念についておさらいしておきましょう。

1. 音・音楽の3要素

1－1　音の3要素

　音の3要素と聞けば、皆さんはすぐに頭に思い浮かぶことでしょう。音の3要素とは、音の性質を決める「大きさ・高さ・音色」のことをいいます。これら3つの要素は、オシロスコープという機械で分析すると「波形」となって目に見えるようになり、理解しやすくなります（図2）。音の大きさは振幅、音の高さは周波数、音色

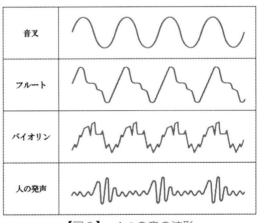

【図2】　4つの音の波形

は波の特徴的な形態で決まってきます。同じ高さ（ピッチ、音程）でも、音叉、フルート、バイオリンで波形が異なるために、音色が異なってくるというわけです。

1-2 音楽の3要素

　次に、「音楽の3要素」といえば何でしょうか。これは、a) メロディ、b) リズム、c) ハーモニーのことです。この3つの要素について、もう少し深く掘り下げて説明してみます。

a）メロディ

　メロディは言わずもがな、リズムに従って音から音へつながるリレーのことです。ここにはピッチ（音高）およびダイナミクス（適切な強さ）が関係してきます。

　ピッチ（pitch）とは、周波数、音高のことです。わかりやすく言うと、それぞれの楽器の音色やその曲で出てくる音の高さの範囲です。ダイナミクス（dynamics）とは、音符やパッセージの適切な強さを示します。フォルテもあればピアノシモもあり、その強弱の程度のことをいいます。

b）リズム

　リズムは音の周期的な動きのことをいいます。ここに関連する因子として、ビート、メーター、テンポがあります。

　ビート（beat）とは、音楽に基本的なリズミカルなパターンを付与するものです。通常は規則的ですが、ときには不規則な場合もあります。音符と休符を決められた拍数に対応させ、グループ化させることによって楽曲全体の動きを作り出します。

　メーター（meter）とは強弱のビートをグループ化して作られるリズミカルなパターンを意味します。つまり、2倍（2拍／1小節）、3倍（3拍／1小節）、4倍（4拍/1小節）などとなるのです。皆さんには「曲の拍子」の方が理解しやすいかもしれませんね。

　テンポ（tempo）とは、楽曲が再生される速度のことです。楽譜の冒頭に、ラルゴ（非常にゆっくり）、モデラート（中等の速さ）、ビバーチェ（速く）などと記載されていますね。これを参考に演奏家が実際に音楽を作り上げていきます。

c）ハーモニー

　これは音やメロディ、リズムなどの各要素の「調和」を意味します。2つ以上の音符や和音が同時に演奏された際に全体的にまとまりとして聴取する音であり、ここに時間軸が加わると音楽になります。メジャー（長調）、マイナー（短調）の雰囲気など、曲の雰囲気に質感を与えるものです。ハーモニーには音色、テクスチャが関係してきます。

　音色（tone）とは、人の声や楽器の特徴によって区別できる音質を意味します。この音色によって曲の雰囲気が変わってきます。例えば、快活でアップテンポの曲をクラリネットが旋律を奏でると、明るい音色と感じ、曲全体も明るいものと感じ取られるようになります。

　テクスチャ（texture）とは、音の質感、音像のことであり、全体的な音の感じを表現するものです。荘厳な音楽、軽快な音楽といったように、「音楽」という言葉を修飾するものといった方が分かりやすいかもしれません。

　これらの各要素を簡単に言えば、音楽を構成する1つ1つの部品であり、その部品同士をつなぎ合わせるための接着部品、あるいはつなぎ合わせるルールのようなものです。特に西洋クラシック音楽はこの部品の使い方やつなぎ合わせ方が規則的であり、分かりやすい構造となっているといえるでしょう。

2．自然界や人間の「ゆらぎ」

　音楽療法に重要な音楽の概念音楽や音楽療法については、あらゆるファクターが関わっています。ここでは、なぜ音楽は心地よいと感じるのかについて考えてみたいと思います。少し難しい内容になるかもしれませんが、音楽療法にかかわる人はぜひ知っておいてほしいことです。

2 - 1 1/f のゆらぎ

　音楽を聴いて、心が和んだり癒されたりする理由の一つに「ゆらぎ」があります。ゆらぎとは、ほぼ一定で規則的なリズムの中に多少含まれる不規則なリズムのことです。たとえば、自分の脈をとってみるとわかるでしょう。ほぼ規則的ですが、息を吸えばやや速くなり息を吐けばやや遅くなるはずです。その理由は、息を吸うと心臓に還ってくる血液量が増え、通常より心臓が多くの血液を押し出すためです。人間はこのような不規則なリズムを実は「心地よい」と感じていることが分かっています。ただし、すべてのゆらぎが心地よいものとは言えないのです。

　このようなゆらぎは、波や風、川のせせらぎ、虫の声など自然界の森羅万象にみられます。ゆらぎに含まれる波動を f（frequency、周波数）で表しており、専門的に解析すると様々な現象が$1/f^0$、$1/f^1$、$1/f^2$と数式で示されます（図3）。

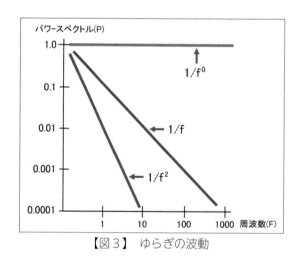

【図3】　ゆらぎの波動

　$1/f^0$（計算すると常に1.0）は規則的なリズムがほとんど見られない不規則なカオスの世界であり、番組がないチャンネルのテレビ画面（砂嵐の画面）、ロック音楽の予測できない旋律や和音の進行などが相当します。画像や音楽、音の性質などがまったく予測できず不規則であるため、ヒトは心理的に疲れを感じる場合が多いのです。

　$1/f^2$は非常に規則的な世界であり、時計の秒針の動きやメトロノームの音が

該当します。予測通りに動き単調で変化がないので退屈になったり、眠たくなったりするでしょう。

　1/f¹(1/f)はその中間にあたる世界で、ある程度予測通りに規則的に動きますが、たまに予測に外れた動きをして、また元通りに規則正しく動くというものです。波が打ち寄せるリズム、脈拍、電車のガタンゴトンという音などがそれにあたります。そう聞くと、「あぁ、そうかもしれない」と思われたかもしれません。音楽でいうとクラシック音楽、特にモーツァルトの楽曲などが相当します。モーツァルトの曲は音や音質、楽調などがほぼ規則的、ある程度予想される展開をしますが、若干の変化や展開がみられます。このように、適度な安心感と若干の緊張感の両者が合わさっていることにより、心が癒され、安らかに感じることができるといわれています。

　音楽とゆらぎとの関係について様々な角度から研究が行われてきました。音響学の分野では、音楽の楽曲のf値は1.0から1.4の範囲に分布することがわかりました。

　ゆらぎという観点から楽曲を分析してみると、なぜリラックスできるかという理由が見えてきます。ビートルズの「Let it be」と美空ひばりの「川の流れのように」の2つの楽曲について、f値を示してみましょう（図4）。

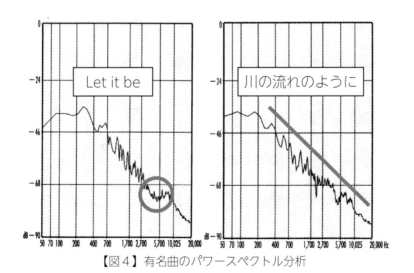

【図4】有名曲のパワースペクトル分析

ビートルズの「Let it be」は、ゆらぎの値がf=-1.249でした。一方、美空ひばりが歌った「川の流れのように」は、ゆらぎの値f=-1.183でした。f値は-1.0に近く、周波数数が45度の右肩下がりになるほど理想的な癒しの音楽であるとされています。このことからもこの2曲は1/fゆらぎに極めて近く、日本人の心を癒す可能性が高いと考えられるでしょう。

　さらに、ゆらぎの研究について、音楽や音の世界を光によって視覚的に表す試みが進められています。光学的な分野における様々な研究によると、ちょうど1/fゆらぎを示す場合には、ピンク色の波長が特徴的にみられることが判明しました。そこで、図5のように、ホワイトノイズ、ピンクノイズ、ブラウンノイズという表現方法も使われてきています。

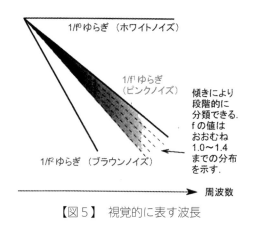

【図5】 視覚的に表す波長

2-3　リラックスとゆらぎ

　リラックスしている状態とはどのような状態でしょうか。この状態をゆらぎという観点から考えてみることにします。

　リラックスしている状態とは、心身ともに安静な状態で、変化がほとんど見られない状態だと考えがちですが、実は心身ともに全く動きがないのではなく、リズムにやや変動がみられることが分かっています。

　身体的には、肺の呼吸と心臓の拍動がほんの少しの不規則性を有するゆらぎのリズムが続いているのです。これらは無意識のレベルで自然にそのメカニズムが働いています。

一方、心理的には、やすらぎ、癒し、心地よさ、快適さなどという言葉で表現されることが多いですね（表12）。実はこの心理的なリラックス状態も安定で静止しているのではなく、少しだけ不規則性をもったリズムで動いているのです。これらがどういうリズムであるのかは言葉によって明瞭に説明ができるものではありません。

【表12】 ゆらぎの特徴
・心のやすらぎ、癒し
・心地よさ、快適さ
・ほどほど、中途半端
・頃合い、無理せず
・あいまい、ファジー

【表13】 ゆらぎの在処		
・規則性	と	不規則性
・予測性	と	意外性
・秩序	と	無秩序
・整然	と	乱雑
・緊張	と	緩和
・西洋	と	東洋

　それでは、心地よく気持ちよいゆらぎは、どのような場所や状況、時間と空間にあるのでしょうか。その答えとして、「ゆらぎとは間（はざま）の中に存在する」といえます（表13）。例えば、規則性と不規則性の間、秩序と無秩序の間です。

　物事が不規則で無秩序に動いている状況では先を予測することができないので、次に何が起こるのだろう、私はどうなるのだろうという緊張状態が常に付きまといます。そんな状況ではリラックスできないというのは想像できますね。では、規則的で画一的で、少しも隙のない完璧な状況ではどうでしょうか。それはそれで息が詰まりようになってリラックスはできません。リラックスできる状態とは、ほどよく規則的でほどよく不規則的なあいまいな状況の中で生まれるもの、ということができそうです。皆さんが一番リラックスできる空間を想像してみて下さい。きちっと整理整頓されている空間は気持ちがいいですが、片付けるときは1ミリも違わずに元に戻すように、と言われたら窮屈でリラックスできません。反対にものが散らかりすぎて、座る場所を確保するのも難しい空間はイライラするでしょう。何事もほどほどという状況がリラックス状態を生み出す秘訣だということかもしれませんね。

　次に、西洋クラシック音楽の中でもリラックスしやすいと評価されることが

多いモーツァルトの曲について注目してみましょう。わかりやすい例がトルコ行進曲（K331の第3楽章）です。

1回目　2回目　　3回目は展開の形

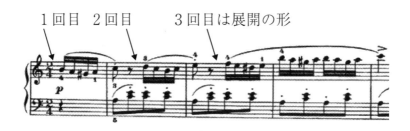

【図6】　モーツァルトのトルコ行進曲（一部抜粋）

　有名なメロディが2回繰り返され、3回目にバリエーションが登場します。これは規則性の後の意外性です。この意外性が不規則性にあたります。しかし、意外性といってもまったく異質のものではなく、おおむね同質であって驚かない範囲であり、その塩梅（あんばい）がちょうど良い加減であるといえます。
　モーツァルトの音楽を分析しますと、音楽の3要素であるメロディ、リズム、ハーモニーのバランスがよく、安らぎと和みを感じられます。そのバランスの中に、ときどき不協和音が現れて適度に緊張感が生じます。つまり「ゆらぎ」が良いバランスで存在しているからこそ、心理的に好ましい効用をもたらすと考えられます。

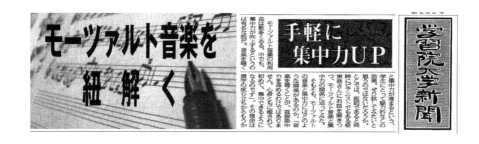

　ここまで、「ゆらぎ」について解説しました。音楽療法でリラックス状態に導入するためには「ほどよい意外性」であることがお分かりいただけたかと思います。この「ほどよい意外性」はリラックスした状態だけでなく、生活の中に楽しみを生み出すエッセンスなのです。会話の中に意外な反応が返ってくる

と「えっ？」と驚き、単調な会話が少し複雑な会話となってくることもあるで
しょう。その楽しみこそリラックスをもたらすものともいえるかもしれません。
ほどよい意外性はちょっとした工夫で私たちの日常生活に取り入れることもで
きます。音楽療法を施す私たちも、常に「ほどよい意外性」を意識して、楽し
くリラックスした状態を保てるよう心掛けたいですね。

緊張するそうだ。「例えば
会話をする時、相手の返事
をある程度予想しています
ね。そして予想通りの中
で、たまに予想外のことが
返ってくると楽しいじゃな
いですか。音楽も会話と同
じで、規則性の中にわずか
な不規則性があった方がい
いのです」。まったく予想
がつかないのも疲れるが、
予想通りなのもつまらない
ということなのだろう。モ

3．脳波から見た心地よい音・音楽

　次に、人間の脳波の動きから、心地よい音・音楽について考えてみましょう。従来、「癒しを感じると脳波にα波が多くなる」と言われています。α波とは8～13ヘルツの脳波で、心身ともに安らいでいてリラックスした際に現れやすい基本的な脳波です。クラシック音楽や好きな音楽などを聴けば、出やすいとされています。脳波にはいくつかの種類があり、その概略を表14に示します。

【表14】　脳波の種類と特徴

種類	振動数	典型的な状況
δ波	～4 Hz	熟睡した深い眠り
θ波	4～7 Hz	浅い眠り、うたた寝
α波	8～13 Hz	心身ともに安らいでいる
β波	14～30 Hz	日常生活で通常の脳波
γ波	31 Hz～	興奮や激怒の際の脳波

　表1をみると、人の活動状況が上がっていくと、脳波の振動数（つまり周波数）が上昇していくことがわかります。深い睡眠がδ波、浅い眠りがθ波、安静時がα波、活動しているときがβ波、非常に興奮した状況でγ波となっています。α波の中でも2種類あるとされ、α_1波は心身が非常にリラックスしていて心が安らいでいる状態のとき、α_2波は心身ともにリラックスし集中力が非常に高まっている状態のときに現れやすいとされます。

　他に、楽しい物事にものすごく集中したり、癒しや安らぎを感じたりするときに、頭の前部（frontal）の中央（midline）に「fm波」が出現すると報告されてきました。図7では、頭に数多く付けられた脳波の端子の中で、前頭正中線部（Fz）で最大振幅のfmθ波がみられることがわかります。

　これはたとえば、囲碁や将棋のプロ棋士が、計算して次の手を読むことを超越して、感覚や感性のレベルで対応しているときにこの現象が観察されたりします。つまり、物事に集中しすぎて気持ち良く感じている、いわゆる「ゾーンに入った」状況なのです。みなさんも、何かに集中していて時間があっという

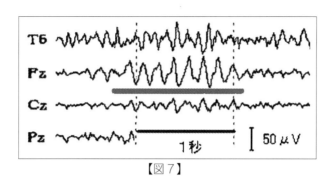
【図7】

間に経っていたという経験がありませんか。そんな状況を思い浮かべて下さい。きっと「苦痛だった」という思いよりも、「楽しかった」という感想をもつでしょう。その「楽しかった」という思いが脳波にも表れているということになります。

　通常、ヒトが眠たくなったときにα波からθ波へと移行していきます。このような現象は眠くなった時だけに見られるのではありません。気持ちがいい音楽を静かに聴取するような場合、通常後頭部に大きく現れているα波が前頭部にも広がり次第に周波数が低くなりα波に混じってθ波が現れたりします。これは禅などで行う瞑想時に類似した現象なのです。すなわち、外界からの気持ちよい音刺激により、ヒトは覚醒した状態であっても眠りに近い休息（瞑想）に誘われる可能性があります。

　このように、気持ちがいい音楽、つまり本人にとって気持ちがいいと感じられる好きな音楽を上手に活用することによって、瞑想に近い状況となって心身を和ませ癒すことができることが示唆されています。このことから考えても、音楽療法の対象者によって好みの曲、なじみの曲を知っておくことが大切ですね。これは読者の皆さん自身に対しても同じです。自分が気持ちよく感じる曲、好きな曲をリストアップしておくことをおすすめします。

4．同質の原理

4－1．同質の原理とは

　音楽療法の領域において、「同質の原理（Iso-Principle)」という基本的な原理があります。これは米国の精神科医であるアルトシューラーが発表した理論で、その具体的な内容は「音楽によって病気の治療を行う場合、用いる音楽は患者のその時の気分と精神テンポに合った曲が有効である。そうすれば、患者はその音楽を受け入れ、音楽が患者にとって有効に作用する」というものです。この原理は、音楽療法のセッションにおいて、クライアントに介入するために重要な概念と方法といえましょう。

　例えば、うつ病の女性の場合、音楽を聴くとうつ傾向の気分が落ち着いた気分に変わることがあります。他にも、健康な人の例として、スポーツのアスリートが音楽を聞くことで、トレーニングにプラスの効果をもたらすことも明らかになっています。これは、音楽を聴くことで気分の状態が大幅に変化し、スポーツのパフォーマンスが向上するということです。この2つの例は、その人の気分の精神テンポにあった曲をうまく用いたから得られた結果だということができるでしょう。今では音楽療法に限らずさまざまな場面でこの同質の原理が活用されており、人々の気分や感情の管理に有用であることが広く知られるようになりました。

　音楽が人にどのような影響を与えるのかはTPOによって異なるものです。気分がよくてノッているときにはアップテンポで快活な曲を聴けばさらに気分がよくなり、目の前の作業がさらにはかどっていくでしょう。一方、失恋したときや落ち込んでいるときに、友人から「365歩のマーチ」を勧められるとどう感じますか？　おそらく、その友人には申し訳ないけれども、その曲を聴くことはないでしょう。なぜかというと、いまの心と全く異質な音楽なので、拒否してしまうからです。こんな場合には、静かで心に染み入る音楽を聴いてみるとすっと心の中に入っていき、自然と傷が癒されているということも多いです。これがまさに「同質の原理」なのです。

この同質の原理を用いた楽曲選びも状況に合わせてどんどん変化させていくことが必要です。はじめは落ち込んでいて静かな曲を好みますが、心の傷が癒されていくにつれて少しずつ元気づけられるようなアップテンポの曲に代えていきます。その方向は一直線に右肩あがりで進む場合もあれば、くねくねと蛇行する場合もあるでしょう。この原理にしたがうと、音楽セッションを行うときは、当初静かで瞑想的な音楽から始めて、次第に明るく快活なものに変えていくのが一般的です。

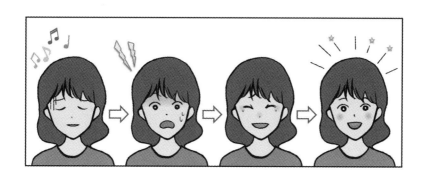

4－2. 同質の原理の応用

　同質の原理を用いると、人の行動の理由やメカニズムを説明できる場合もあります。その一つが「心の浄化」です。

　たとえば、映画や劇場で素晴らしい悲劇の物語に触れると、感動して、涙を流すことも多いですね。感動とは、その字が表す通り、あなたの心が感じて動くことです。おおむね人は涙を流した後、心が清められたように感じるものです。泣くことによってストレスが降りかかっている心を解放することができます。これは心の浄化といって、「心のカタルシス」と呼ばれてきました。

　このカタルシス効果は、音楽や芸術に反応した心理生理学的感情のピーク時に起こるといわれています。感動がピークに達した時に音楽を聴くと心が浄化され、悲しみやストレスといった心に良くない要因が洗い流されます。その代わりに喜びがもたらされることによって心理生理学的に落ち着くという一連の流れが示唆されています。このような心の浄化をうまく行おうと思ったとき、最初から元気づけるような音楽を用いてもあまり効果はありません。映画や物

語と同じで、対象者の感動を呼ぶ一連の音楽ストーリーがあってこそ、人の心に感動が生み出され、心が浄化されていくのです。そのために「同質の原理」が必要になってくるというわけです。このような経験をすると、ますます音楽の力を強く信じるようになって、積極的に日常生活に音楽を取り入れていこうと思うようになるでしょう。

5．マインドフルネス

5－1．マインドフルネスとは

　音楽療法士がもう一つ知っておいてほしいことがあります。それは「マインドフルネス」という概念です。

　マインドフルネスとは、従来東洋的・アナログ的で言葉で表現することが難しかった概念を分かりやすく説明したものです。その意味は「今、この瞬間を大切にする生き方」というものです。この実感は重要です。

　本来マインドフルネス（mindfulness）とは、仏教の経典にみられる古代インドの言語で「サティ（sati）」に由来します。この英語訳がmindfulnessであり、意味合いとしては「心をとどめておくこと」、「気づき」などが含まれています。良い悪いなどと価値や評価の判断をすることなく、完全に「今この瞬間に注意を向ける」という心の状態を指します。

　この概念の大切なポイントは2つです。一つは「今この瞬間だけ意識を向けること」です。逆の言い方をすると、身の回りの出来事や過去、未来、心配事、不安などを全く考えず、心の中にいれない

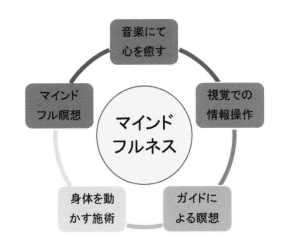

ことです。このことによって、自分のことだけを考える時間というのが生まれます。

　二つめは「判断をしないこと」。この判断とは自分自身に対する判断です。つまり、良いvs悪い、好きvs嫌いなどと、自分自身を判断せずに、あるがまま、ありのまま（as it is）の自分をそのまま受け入れることです。私たちは常々、主観的な判断をしながら生活をしています。その判断には感情と自分に対する評価がセットとなっています。マインドフルネスとは、あくまで客観的な視点で、〇〇が見えるだけ、〇〇があるだけ、〇〇が聞こえるだけ、などと自分自身に言い聞かせ、自分自身に対する価値や判断を全く無視することといえるでしょう。

　近年、マインドフルネスが世界各国で注目されています。米国マサチューセッツ大学のカバットジン（Kabat-Zinn）によって医療分野へマインドフルネス瞑想（mindfulness meditation）が導入されたことが世界的な広まりのきっかけとなりました。氏は、その瞑想の利点を活用して、慢性疼痛との共存を目的とした心理プログラムである「マインドフルネス・ストレス低減法」を提唱し、さらに発展させたのです。

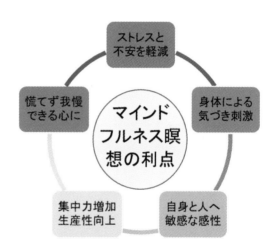

　このマインドフルネスは様々な領域で受け入れられるようになってきました。現在国際的に著名な企業であるアップルやグーグル、フォードなどが社員研修の一環としてマインドフルネス瞑想を導入しています。

5－2．マインドフルネスと音楽療法

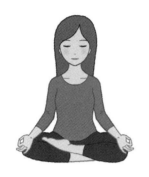

　　ここまで読んでいて、音楽療法に関心のある読者の方なら、どこかで似たような概念を見聞きしたことがあると思われたかもしれません。このマインドフルネスの概念は音楽療法にも活用されています。その代表的法が調整的音楽療法（Regulative Musik-Therapie；RMT）と呼ばれる方法です。これは、音楽をうまく活用することで、ありのまま（as it is）に自分自身や外界をとらえる訓練を重ねる方法です。常々心身に受けている様々な束縛や不自然な緊張から解放され、元来誰もが有している能力を発揮して活き活きと生きられる姿勢を目指す音楽療法として注目されています。

　具体的には、音楽を聴きながら音楽、身体の感覚、心の中に浮かんでくる様々な気分や感情の３つに注意を置いて、各自が感じたり思い出したりしたことをそのまま受け入れて受け流すという訓練を行います。音楽聴取後には、参加者同士が自由にコミュニケーションできる場を

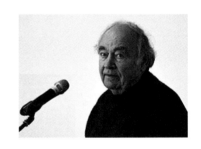

設け、相互に感想や意見を述べあうことによって心に沸き上がってくる不安やストレスをうまく受容し、管理する方法を学んでいきます。この方法は自分自身の健康だけでなく、グループ活動の活性化という社会の健康づくりにもなるといえるでしょう。

　RMTが考案された当初は、マインドフルネスという概念は今ほど知名度がありませんでした。しかし、驚くことに、その考え方は共通したものであることが分かります。

第3章　音楽療法の実践と応用

1．世界の五大音楽療法

　世界各地で様々な方法で音楽療法が実践されています。その中には、世界的に高く評価されているものもあります。表15は音楽療法の世界大会が開催された際、国際的に評価が高いとされた「五大音楽療法」です。

【表15】　世界の標準的音楽療法

音楽療法	提唱者
1）Guided Imagery and Music	ヘレン・ボニー
2）人間主義的音楽療法	ノードフ,ロビンズ
3）ISO 理論による音楽療法	ベネンソン
4）精神分析的音楽療法	プリーストリー
5）行動療法的音楽療法	マドセン

　これらの5つの音楽療法は、世界の多くの国で導入・実践され、その効果が認められてきたものです。このような実践の積み重ねによって、音楽とは芸術の一部分であると同時に、芸術的な手法でもって個人の抱える心身の問題を解決・緩和できる1つの医療的施術にもなることが広く確認されたということにもなります。

　ここで、この5つの音楽療法の概要を示します。

1）「Guided Imagery and Music 」（ヘレン・ボニー）
　イメージ誘導法による音楽療法で、通常GIMと呼ばれます。音楽を聴くことによって日常的な意識ではない変性意識状態が作りだされ、その中で表出されたイメージを用いて治療する方法です。音楽療法士が思慮深く選曲した音楽の力によりクライエントの心の奥底に存在する内面の優しさや調和、美への願

望が表出され、全人的なバランス感覚を感じるようになるという仕組みです。このプロセスにより、クライエント自ら何が問題なのかを認識することも可能になるといわれています。

　また、GIMではしばしば明晰夢が体験されます。つまり、「これは夢だ！」と自覚しながら夢を見るという体験です。初めて体験した人には驚異の経験となることでしょう。この体験によって深いリラックス感と幸福感を味わうことができるとされます。

2）「人間主義的音楽療法」（ノードフ＆ロビンズ）

　この方法は広く知られており、Nordoff-Robbins Music Therapy (NRMT)と呼ばれてきました。

　この方法は、通常、障害児1名に対して音楽療法士2名が関わって行われます。1人はピアニストで、もう1人は子どもの音楽活動を援助する指導員の役割を務めます。そしてその場の状況に合わせた「即興」によって音楽を提供することで、子ど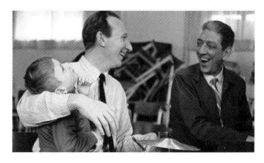もと関わっていきます。この方法では、障害を有する子どもがその音楽による会話や、音楽が自分の動きに呼応していることが気づくように、音楽をうまく合わせることが特に重要であるといわれています。その状況に合わせた適切な音楽を用いることによって音楽の持つ力が最大限に発揮され、持っている障害による様々な制限から解放されていくことを子どもが感じたり、機能不全であった知性や感情の状況が回復したりしていくことが期待されるからです。この方法では音楽自体が最も重要な意味を有しているといえるでしょう。

3）「ISO理論による音楽療法」（ベネンソン）

　人は誰しも無意識の世界の中に独自の「サウンド・アイデンティティ（音のアイデンティティ）」を蓄積していて、このサウンド・アイデンティティに直接的に働きかける方法の音楽療法です。

　サウンド・アイデンティティ（ISO）はいくつかのグループに分類され、階

層構造を成しているといわれています。その階層は、心臓の鼓動といった原初的な音感覚、母親の胎内にいたときに聞いていた音というこの世に生れ落ちる前から蓄積されているものを土台とし、次第に文化的に蓄積された音、個人の置かれた状況で聞かれる音、特定の環境において聞かれる音へと積み重なっていくとされています。この一つ一つの段階に適した音楽で刺激することによって心身を活性化したり癒したりする方法です。

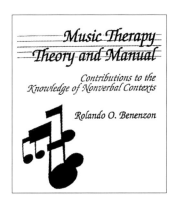

4）精神分析的音楽療法（メリー・プリーストリー）

　この方法は、精神分析を基礎とした方法であり、即興演奏と心理療法を結び付けた音楽療法です。クライアントとセラピストとの間で即興演奏という自由な音楽的交流を行いながら相互に自分を表現します。これが「音楽的対話」と呼ばれるものです。この音楽的対話によって、クライアントは自分が受容されているということを実感し、セラピストと美しい音楽を作り上げることによって心身の不和な状態を癒していくことができます。

5）「行動療法的音楽療法」（マドセン、他）

　行動療法を音楽療法に応用したもので、音楽が持つ賞（褒美）を巧妙にセッションに取り入れることで行動変容を促していく方法です。発達のプロセスには学習が深く関わっています。ここでいう学習とは国語や算数といった「お勉強学習」のことではありません。物事をどのように習得していくかという意味です。物事を習得するためには反復（練習）と継続が必要です。そしてそのためには適当なタイミングで適量の飴や罰を与えることが必要になります。これらは人間の成長には必須で不可欠なプロセスで、心理的にもプラスの効用が期待されています。特に、児童に用いることが効果的であるとされています。

2. 音楽療法の実践

2－1 音楽セッションの組み立て

　音楽療法セッションが実際に行なわれるスタイルは、対象者や目的によって大きく異なります。しかし、一般的にはおおむね40-60分ぐらいで1回のセッションを構成することが多いです。その1回1回のセッションにもそれぞれ目標が設定され、その目標を達成するための流れを考えて構成されています（表16）。ここでは、標準的な45分の場面を設定し、具体的にその流れを示していきます。

１）挨拶
　セッションは挨拶から始まります。挨拶は自己紹介をする、相手のことを知るというだけでなく、クライアントとの何気ない会話を通して雰囲気を和らげるために行います。これはアイスブレーキングと呼ばれます。

【表16】　音楽セッションの流れ

１）挨拶：参加者の調子を把握し 　　時期の話題や誕生日祝いなど	5分
２）ウォーミングアップ：馴染み 　　の曲、季節の歌、軽い体操	10分
３）主な活動：歌唱、演奏、足踏み 　　ストレッチ、手足の運動など	25分
４）まとめ：ご一緒できたことを 　　感謝し、再会の約束をする	5分

２）ウォーミングアップ
　引き続いてウォーミングアップでは、誰もが知っているような曲を選び、スムーズにセッションに導入していきます。

３）主な活動

　歌唱やパタカラ体操など発音・発声練習、リズムに合わせて手足を動かす音楽運動療法、打楽器を用いた演奏などによって、楽しい雰囲気の中で活動を行います。ここでは「セッションとは会話と音楽のキャッチボールである」ことを念頭において、一方通行ではなく、双方向の心の触れ合いを常に意識して各種の活動を行います。

４）まとめ

　クールダウンをしながら感謝の意を伝え、再会を楽しみにしたい旨を伝え、有終の美とします。

２－２．対象者別に見た音楽セッションのポイント

１）高齢者に対する音楽セッションのポイント

　最近では高齢者を対象とするセッションを行う機会が多くなりました。今後もますますそのような機会は増えていくでしょう。ここで、高齢者を対象とした音楽セッションのポイントを挙げます（表17）。

【表17】　高齢者への音楽セッション（例）

項目	内容
１）あいさつ	見当識訓練
２）軽い体操	身体をほぐす
３）呼吸・発声	肺機能・腹筋の強化
４）導入の歌	リラックス、スキンシップ
５）季節の歌	季節感を感じる
６）なじみの歌	長期記憶の刺激、回想
７）ゲーム	脳の賦活化、短期記憶の訓練
８）リズム練習	ベルの導入
９）ベル合奏	集中力、社会性の強化

　この中で、筆者は5)季節の歌がポイントになると考えています。現場で行う場合、導入の部分で四季をめぐる話題から導入していくと対象者との距離が

縮まり、セッションが円滑に進んでいくことが多く見られるからです。

　季節の歌として今まで広く使われてきたのが「四季の歌」（「春を愛する人は
…」）です。これは老若男女が知っていて、音域も狭く歌いやすくセッション
には適切な曲といえるでしょう。我が国には四季があり、春夏秋冬を連想する
曲が多いのは事実です。そこで、月ごとのセッションで使用する推奨曲を表
18に示しました。

【表18】　セッションで用いる季節を感じる曲（月別）

月	推奨する曲名
1月	北の宿から、津軽海峡・冬景色、雪、君が代、黒田節、富士の山
2月	早春賦、春よこい、冬景色、ソーラン節、カチューシャの唄
3月	北国の春、雛祭り、春の小川、おぼろ月夜、蛍の光、仰げば尊し
4月	青い山脈、花、荒城の月、さくらさくら、二人は若い、花咲爺
5月	ふるさと、茶摘み、背くらべ、鯉のぼり、茶切節、旅姿三人男
6月	夏は来ぬ、瀬戸の花嫁、会津磐梯山、雨降り、てるてる坊主
7月	椰子の実、知床旅情、宵待草、我は海の子、うみ、たなばたさま
8月	炭坑節、東京音頭、南国土佐を後にして、君の名は、月の砂漠
9月	赤トンボ、庭の千草、夕焼小焼、月、うさぎ、十五夜お月さん
10月	りんごの唄、いい湯だな、旅愁、鉄道唱歌、船頭小唄、虫の声
11月	もみじ、船頭小唄、里の秋、村祭、たき火、山寺の和尚さん
12月	歓喜の歌、聖夜、雪の降る街を、ジングルベル、デカンショ節

　季節の歌を取り入れることによって、生活の中に少しでも季節が感じられる
瞬間が訪れます。特に、病院や施設などで暮らしている人たちは、季節が感じ
られにくい環境に置かれています。その人たちに少しでも季節の風を届けるの
も、音楽療法士の大きな役目ではないかと思っています。また、その歌を通し
て季節に関する思い出話に花が咲ければ、一石二鳥以上の効果が得られること
になります。

　季節の歌だけに限らず、高齢者がどんな曲に馴染んで生きてきたかを知るこ
とも大切です。一言で高齢者といえども、その年齢の範囲はかなり広いです。
そのため、音楽歴の情報をできるだけ多く得ることがより効果的な音楽療法を
実践するカギとなります。おおむね、青春時代いわゆるティーンエイジャー
（teenager）の頃に馴染んだ音楽が、その人にとって印象深い生涯の曲となる
ことが多いです。なので、高齢者が10〜20歳代の頃にどのような音楽が世の

中に流れていたのか把握しておきたいものです。そうすれば、セッションを行う際に、当時の流行歌や唱歌を把握した上で話題を提供したり、音楽を聴かせたり、一緒に歌ったりできるでしょう。

　もちろん、音楽だけでなくその当時の社会や文化について理解しておくことも大切なことは言うまでもありません。「歌は世につれ、世は歌につれ」と言われてきました。特に演歌や流行歌といった日常的に馴染んでいた音楽は、当時の時代背景や生活、家族、周囲の人々と共に存在し、記憶されています。たとえ記憶障害を有する認知症であっても、歌ならしっかり間違わずに歌える場合が少なくありません。歌を歌うことによって当時の記憶が呼び戻され、五感が刺激され、会話も弾み、脳が活性化されます。まさに、一石二鳥以上の効果ですね。

【表19】　セッションで頻用する昭和中期曲

上を向いて歩こう、あざみの唄、異国の丘、王将
かあさんの唄、岸壁の母、銀座の恋の物語
見上げてごらん夜の星を、こんにちは赤ちゃん
さくら貝の唄、人生劇場、小さい秋みつけた
東京ナイトクラブ、夏の思い出、雪の降る町を
星影のワルツ、水色のワルツ、高校三年生
南国土佐を後にして、有楽町で逢いましょう

　高齢者を対象とした音楽セッションを考えるとき、認知症高齢者について無視することはできません。認知症高齢者に対する音楽セッションのポイントにつきましては、他の章で詳しく紹介します。

２）心に障害のある人への音楽セッションのポイント

　ここでは、心理・精神・教育にかかわる疾病を抱えた対象者に対する音楽セッションのポイントについて説明します。

a)障害児に対するセッションのポイント

　障害を抱えた子どもに対するセッションは通常、個人セッションで行われることが多いです。個人セッションといっても、子どもがたった1人でセッショ

ンを受けるのではなく、親も積極的にセッションに参加してもらうケースも多いです。親と音楽療法士が密接に相談をしながら、歌や楽器と一緒に遊んだり楽しんだりする雰囲気作りをしていきます。

　障がいを抱えた子どもは年齢や障害の程度、性格、知的発達、音楽歴、好みの音楽、生活年齢など大きな差異があります。そのため、音楽療法の効果の表れ方もそれぞれ異なってきます。例えば、ダウン症を抱えた子どもは、会話は少なくても性格が明るく活発な傾向があるため、比較的効果が表れやすいといわれています。

　自閉症を抱えた子どもを対象に音楽セッションをすることも少なくはないでしょう。自閉症の子どもは特定の事柄にこだわるとその他の事柄に関心が向かなくなるのが特徴です。そのため、まずは本人がこだわっている行為を音楽療法士も一緒になってやってみることから始めることが一般的です。すると、子どもたちがこちらに関心を向けてくれやすくなり、受け入れてくれやすくなります。そこから、音楽を用いたセッションに導入していきます。うまく導入できれば、音楽や歌が好きになって集中していき、音楽療法の効果が表れるようになっていきます。

　注意欠陥／多動性障害（Attention Deficit Hyperactivity Disorder, ADHD）や発達遅滞（developmental retardation）の子どもの場合は、同じ歌を何度も歌い続けたり、逆にすぐに飽きてしまったりします。自発的な行動を重視し、易しい課題から難しいものに段階的に進むように、児童それぞれに応じて対処していくことが大切です。

【表20】　ADHDの特徴

じっとしていることが苦手
忘れ物が多い傾向がある
集中を持続するのが難しい
目先の利益に目が行きやすい
整理整頓が苦手である

b）心身症を抱えた人に対するセッションのポイント

　心身症とは「身体疾患の中で、その発症や経過に心理・社会的因子が密接に関与し、器質的ないし機能的障害が認められる病態」です。ただし、神経症や

うつ病など、他の精神障害に伴う身体症状は除外されます。心身症にはいろいろな疾病や症状が含まれ、代表的なものとしては、頭痛、めまい、失神（低血圧症）、動悸（パニック障害）、胸痛（狭心症、心筋梗塞）、呼吸困難（過換気症候群）、食行動異常（摂食障害）、下痢・便秘（過敏性腸症候群）、痛み（慢性疼痛）、睡眠障害（不眠症）、不定愁訴（自律神経失調症）などが含まれます。

　音楽の精神的・身体的効果として、鎮静、睡眠、緊張緩和、抗うつ効果、放心効果、志気高揚、怒りの発散、不安の解消、心の慰安、平安、鎮痛効果が報告されてきました。このような効果を持つ音楽は心身症を抱えた人の治療に有益であるとして注目されています。

　特に、心療内科を受診している患者自身は、治したい意欲を有しているため、手間がかからず気軽で簡便な方法を希望することが多いとされます。

c）うつ病・神経症状態を抱えた人に対するセッションのポイント

　歴史をたどれば、16世紀に医学者のバートンがその著書Anatomy of Melancholyの中で「抑うつ状態に音楽が有用」と記載しました。18世紀には映画「カストラート」の主人公で知られるファリネリが毎晩歌唱し、当時の国王フェリペ5世のうつ状態を癒した逸話が有名です。つまり、うつ症状を和らげるために音楽が有効であると言われてきました。しかし、うつ症状のあるすべてが音楽によってその症状が和らぐかといえば、決してそうではありません。

　うつ病の場合は、病気の段階に合わせて音楽の用い方を工夫する必要があります。うつ病の急性期は薬を用いた治療の効果が最も期待されるため、音楽療法はあまり適しません。なぜなら、患者が音をうるさく感じるためです。一方、抗うつ薬の効果が十分でない症例の慢性期には、音楽療法の効果が表れやすいといわれています。

　神経症は、多くの場合で音楽療法の効果が表れやすいと言われています。ただし、意識が普段から変化しやすいヒステリー（解離状態）には音楽療法を用いない方がよいといわれています。イライラする場合にはデジタル音楽が、不安な場合にはアナログとデジタルの中間で楽しい踊り系の音楽がよいとされます。ただし、これも人それぞれなので、その人に合った曲を選ぶことが大切です。

3. 音楽療法の応用〜日常の場での音楽療法〜

　音楽はあらゆる人々のQOL（生活の質）の向上に効果があるといわれています。そのQOLもいくつかの側面があり、そのすべてに音楽は良い影響をもたらすといわれています（表21）。音楽療法の知名度が上がるにつれて、音楽がもたらす様々な効果を幅広い分野で応用する動きも出てきています。

　ここでは、その応用のケースをいくつか挙げてみたいと思います。

【表21】　音楽でＱＯＬ向上

各側面	ＱＯＬの内容
心理的	孤独感、自信、動機付け、充足感
身体的	身体機能維持、リハビリテーション
生理的	ストレス発散、情緒安定、疼痛緩和
社会的	円滑な対人関係、社会との交流
哲学的	霊的な感性、受容、明日への希望

３−１　生活習慣病予防に音楽

　著者が専門とする生活習慣病の医療現場では、肥満（高体重）を基盤として、高血圧、糖尿病（高血糖）、脂質異常症（高脂血症）、高尿酸血症など、5高の傾向がみられる患者と多く出会います。このような健康問題の治療の基本は食事と運動であり、この運動の面で音楽を活用しています。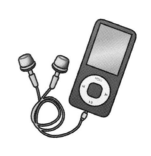

　運動を行うときに携帯型音楽プレーヤーなどを使って音楽を聴きながら運動すると、音楽のリズムに乗って体が動きやすくなります。また、ちょっと退屈になりがちな反復運動も、音楽を聴きながら行えばあっという間に終わってしまうということもよくあります。知らず知らずの間に思ったよりたくさん体を

動かしていた、という結果になっていることもあります。このように有酸素運動を楽に気持ちよく続けるために音楽を積極的に活用しています。

　運動という面だけではなく、実は食事の面でも音楽は活用できます。食べ過ぎてしまう原因の一つは、ストレスなどによる心のイライラです。音楽を聴いてイライラが解消されると、自然と暴飲暴食が減るということにつながっていきます。このように、生活習慣病の予防という観点からも音楽は効果的であることが分かりますね。

3－2　リハビリテーションに音楽

　脳血管疾患や心臓病、あるいは整形外科的疾患を有する患者をはじめとして、さまざまな病気や障害を経験した後に日常生活に戻るためにリハビリテーションが行われています。リハビリテーションは主に理学療法士が指導しサポートしますが、そのときに、スタッフの声掛け、両手を打つ手拍子の音、若干リズミカルな音楽の存在があれば、うまくリハビリが進むことがあります。これも音楽を活用している例と言っても間違いないでしょう。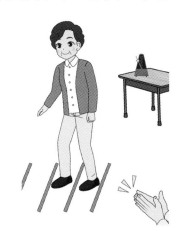

　特に、神経変性疾患であるパーキンソン病（症候群）の場合には、音楽が有効だと言われています。メトロノームの音やスタッフが規則的なリズムで手拍子を打つと、その刺激によって歩行が各段に良くなるというケースが見られます。

　また、目印となるように床に等間隔で白線や模様があると、歩行が改善します。「等間隔の目印」ということがポイントで、等間隔で歩くことによって患者自身の中でリズムが出来上がり、そのリズムに乗って歩くということになるからです。これも、その人の中にある音楽感覚が関係していることが分かりますね。その人の中にある音楽感覚を刺激して運動を引き起こすという、音楽療法そのものなのです。

3－3　周手術期に音楽

　手術をすることが決まったとき、その手術がどんなものであれ、誰もがとても不安な気持ちになります。実際に手術を受けた後は傷口が痛かったり、身動きが不自由になることで苦痛を感じたり、イライラが募ったりすることもあります。また、本当に元通りの生活に戻れるのかという不安も抱えます。このような手術前後（周手術期）に体験する疼痛や気分に対してどのような音楽が効果的なのかを調べる研究が進められています。その結果、手術の前後のそれぞれの場面で効果的な音楽が違うことも分かってきました。

①初期導入時：リズムが明確で、メロディは跳躍的でゆらぎが明らかなものが推奨されます。短調よりも長調の曲、患者本人の好みの曲などが効果的だと言われています。
②不安と恐怖の軽減期：鎮静的な音楽により情動を安定させます。精神的な動揺を軽減させるためには、深遠で芸術性豊かな名曲が繁用されています。
③手術後の疼痛：傷の痛みには、モーツァルト、ハイドンなど曲想の明るい曲、患者本人の好みの曲を用いると効果的だといわれています。

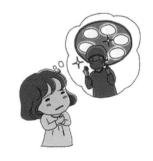

3－4　ホスピスや緩和ケアに音楽

　ホスピスや緩和ケア病棟においても音楽療法は積極的に活用されています。ホスピスや緩和ケア病棟は、一般的に、終末期を迎え、死の恐怖と向き合いながら死を受け入れようとしている患者が過ごしている場所です。このような苦痛を抱えた患者の心と体に音楽は自然と受け入れられやすく、音楽を楽しんでいるその瞬間だけでも苦痛が忘れられるということも患者にとっては非日常的な時間への旅になるのです。一般社会や一般病棟、そのほかの施設とは異なる

環境であることを十分に理解することはもちろんですが、各患者におけるニーズを敏感に感知すること、患者それぞれにはそれぞれの死生観が存在していることも理解しておく必要があります。また、このような状況では音楽療法の本や教科書に書かれていることが通用しなかったり、あるいは適さなかったりする場合も多くあります。そのため、臨機応変な対応を求められることも多くなるでしょう。

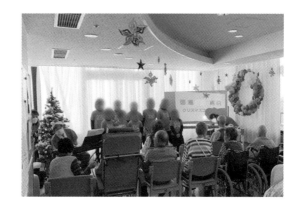

3－5　健常者の日常生活への音楽の活用

　音楽療法の活用は心身に明らかな健康問題を抱えた人のみを対象にしたものばかりではありません。先にも述べましたが、健康な人に対する音楽療法というものも音楽療法の一部です。これは、音楽健康法とも呼ばれており、そのほうが読者の皆さんには馴染みがあるかもしれません。私たちは普段から好きな音楽を聴いたり、友人や仲間と一緒に歌ったりします。また、気分が落ち込んでいるときも、元気づけるため、あるいは心を慰めるために音楽を聴いたり歌を歌ったりすることもあります。これは音楽を使って心身を健康に保とうとしている行為そのものなのです。

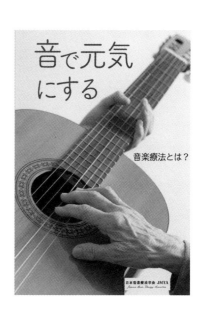

　例えば、運動をするときに音楽を聴くということもありますね。これも間接的に音楽を健康づくりの目的で用いていることになります。運動を習慣化させることは思ったよりも難しいものです。いったん運動することに苦痛を感じると、二度とやりたくないと思って

しまうこともあります。そうならないために音楽が一役買うのです。音楽を聴きながら運動すると音楽のリズムに合わせて自然に体が動くため体が楽に感じるだけでなく、時間があっという間に過ぎてしまうこともあります。また、「この曲が終わるまで頑張ろう」と目標を立てることもでき、その目標は思いのほか楽に達成できることもあります。先ほど述べたリハビリテーションや生活習慣の予防としての活用方法と全く同じなのです。これは一般人だけでなく、スポーツを専門としているアスリートにも同じ効果があると言われています。

　また、音楽は周りの音をシャットアウトして、自分の世界に集中させるという効果も持っています。電車の中やカフェなどで仕事や勉強するとなぜかはかどったという経験をした人もいるのではないでしょうか。実は適度な雑音同士が合わさって他の音を互いに遮断し合うため集中力が増すともいわれています。アスリートが試合の前に携帯型音楽プレーヤーを用いて音楽を聴く姿がよく見られますが、これは外界の音をシャットアウトして、試合に集中してよいパフォーマンスを行うためです。そう考えると、音楽が私たちの日常生活にもたらす効果は果てしないものであることが分かります。

３−６　音楽療法としてのカラオケ

　アマチュアピアニストである筆者が大学生のとき、1970年代にいろいろと手を尽くして、特殊なLPレコードである「Music Minus One (MMO)」を入手することができました。ピアノ協奏曲を演奏する際、ピアノの１パート（one）だけを抜いて（minus）録音したオーケストラの音楽（music）の演奏です。筆者はベートーベンのピアノ協奏曲No.5「皇帝」が大好きで、このMMOを大切に活用して

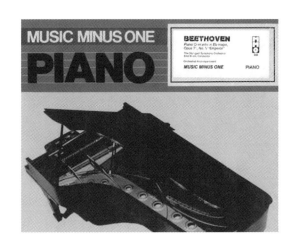

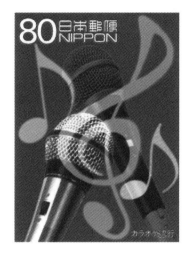

いたことを思い出します。

　さて、MMOの発想と同じものが日本のカラオケといえましょう。カラオケとは「からの（空っぽの）オーケストラ」に由来します。つまり、歌のパートだけが抜けた伴奏音楽が「カラオケ（kara-oke）」で、一種のMMOです。

　カラオケは日本の優れた音楽文化です。今ではカラオケは世界で親しまれていて、「カラオケ」といえば誰もが分かるような共通言語となっています。以前に欧州で糖尿病の会議があった際に、我が国のpioneerが作ったレーザーカラオケの機械を使ってビートルズの歌を各国からの参加者と一緒に歌い、親睦を深めることができたという経験があります。素晴らしい国際貢献ですね。

　カラオケは、画面の歌詞を見ながら振り付けをつけて歌ったりします。このとき、聴覚、視覚、声帯からの発声、リズミカルな身体の動作、曲の内容に応じた声の音色や顔の表情づくりといったさまざまな刺激とそれに伴う運動が自然と起こり、気分や感情を表現したりストレスを発散したりできます。カラオケで健康づくりができるというわけですね。

　少し難しくなりますが、カラオケを楽しんでいるときは、心理的には解放感や勝利感、安心感、高揚感、陶酔感などが高揚しています。これらの刺激は無意識～意識レベルにポジティブに働きかけます。最近注目されている幸せホルモンであるセロトニン、ドーパミン、オキシトシンなどが多く分泌されているということでしょう。カラオケは音楽療法の分類に当てはめると能動的音楽療法にあたります。このカラオケの例から考えると、楽器を演奏したりカラオケで歌唱したりする能動的音楽療法は、人々の健康づくりにより効果的であると考えられます。

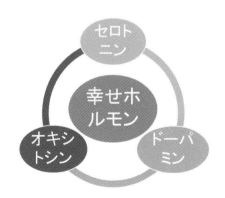

4. 統合医療・補完代替医療としての音楽療法

　医療の歴史を振り返ると、かつて黎明期には、一人の医師が人々のすべての健康問題の面倒をみていました。昔は何か検査ができるわけではなく、患者が訴える症状と身体所見で診断し対応していたのです。その医術は医師個人の能力に依存し、おおむね癒しのアートであったと考えられます。当時、サイエンスという概念や判断も存在しませんでした。

　その後、医療から医学のレベルに発展し、サイエンスが強調されていきます。すると科学重視の傾向が強くなり、アートによる「病む人間に対する癒し」が軽視されがちになっていきました。現代に入り、科学的な西洋医学への偏重に異論が唱えるようになり、東洋医学や民間療法に再び注目が集まるようになってきました。そして、「病気を診る」のではなく「その人全体を見る」ことが強調されるようになってきました。

　近年、グローバルな見地から、医療全体を包含する医療の概念が広まってきており、統合医療（Integrative medicine, IM）と呼ばれてきました。図8に示したように、IMは従来の西洋医学を含んだ医療全体を包括しているものです。日本統合医療学会では「統合医療は患者中心の

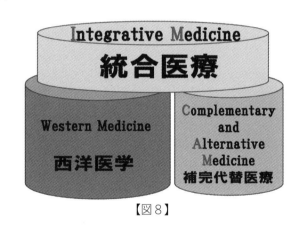

【図8】

医療を推進し疾病予防に努め、健康増進に寄与していく」とその役割を示しています。統合医療の内容は多岐にわたっています（表22）。

　これに近い概念で、補完代替医療（Complementary and Alternative Medicine, CAM）も使われてきました。音楽療法は、統合医療あるいは補完代替医療の文脈の中で論じられることが多くなっています。

　音楽療法は5の心身相関系カテゴリーの中の「五感を活用するもの」というグループに分類されます。音楽療法は聴覚を刺激することによる医療施術と考えられているといえるでしょう。

【表22】 統合医療に含まれる施術

1. 伝統医学（伝統医療）
   漢方薬、鍼灸、気功、ヨーガ、按摩・マッサージ
2. 近年生まれた新しい医学体系
   温泉療法、カイロプラクティック、アロマセラピー
3. 現代医学で代替医療とされるもの
   細胞免疫療法、キレーション、がんワクチン
4. 栄養療法
   薬膳、断食療法、サプリメント、細胞免疫療法
5. 心身相関系
   a) サイコセラピー的なもの
      瞑想、祈り、笑い療法、催眠療法
   b) ボデイーワーク的なもの
      アレクサンダー・テクニック
   c) エネルギー療法的なもの
      セラピューティック・タッチ、鍼、気功
   d) 五感を活用するもの
      音楽療法、アロマセラピー、色彩療法
6. その他
   波動療法、O-リングテスト

　統合医療または補完代替医療には多岐にわたる施術が存在しています。その中でも、特に音楽療法は、最も多くの人々に受け入れられる施術となってきています。その理由として、集団セッションや個人セッションというように様々な形式のセッションが可能なこと、対象者の好みの楽曲が使えること、1つのセッションが45-60分程度であること、概して楽しく参加できること、などが挙げられます。もちろん、費用面でコストがかからないことという理由も挙げられるでしょう。

　統合医療または補完代替医療の分野で、複数の施術を同時に行う試みも始められています。たとえば、聴覚を主に刺激する音楽療法のセッションに、絵画やアロマテラピーのような他の感覚を刺激する施術を加えてデュアル刺激を行うということです。これは、複数の五感を同時に刺激できるため、相加・相乗的効果が期待されます。

　ここから考えると、私たちの日常生活もちょっとした工夫をすることで同じ

ような効果が得られることが分かります。例えば、カラオケで自分の好きな歌
や馴染みの歌を選んで大きな声で気持ちよく歌っているときに、五感を刺激で
きる特別な空間づくりをするということです。その歌に合った風景の動画を見
ながら好きな歌を歌うというようなことが、私たちの心身に良い効果をもたら
してくれます。カラオケで、歌の内容と全く異なった画像に映し出された歌詞
を見ながら歌を歌うという体験された人もいるでしょう。そんなとき、画面の
違和感ばかりに注目してしまい、歌い終わった後もなんだかすっきりしなかっ
たという経験はありませんでしたか。これは、お互いにとってあまり効果的で
ない、喧嘩するような刺激が同時に与えられたため反発し合い、どちらの刺激
も心身には良い刺激にはならなかったということになるのかもしれません。

5.　音楽療法で国際的活動

　音楽は世界共通の言語だと言われます。その言語を用いた音楽療法も世界共
通のコミュニケーション・ツールとなるといえます。著者らは、2013年3月
にドイツのフランクフルトとハイデルベルグを訪れ、音楽療法を通した国際交
流を行う機会を得ることができました。この経験について簡単に触れ、国際交
流という視点で音楽療法を考えてみることにします。

5－1　よりよい音楽療法のための国際交流

　ドイツで有数の音楽療法の専門コースとされる2つの学校の音楽療法コース
において、著明な先生方からレクチャーを受けることができました。
　日本では1960年後半から音楽療法が導入され始めたとされていますが、ド
イツでは非常に長い歴史を有しています。その中でもハイデルベルグ大学の音
楽療法コースは長い歴史を持つことで有名です。本学で開講されている音楽心
理学講座は欧州においても広く知られています。

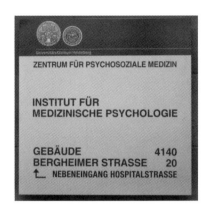

ハイデルベルグ大学では、ドイツで著名な音楽療法士であるRittner教授が、筆者たちのために音楽療法ワークショップを開催してくれました。その中で教授は、モノコード（Monochord）という弦楽器を用いたセッションを紹介してくれました。モノコードとは高さが2mぐらいの楽器で、3つの平面に弦が多く張られており、それらは同じ音程に設定してあります。実際に音を出してセッションをしてみましたが、多くの弦の音色が折り重なることによって若干のうなりや揺らぎが起こり、この音色が私たちの身体と心を優しく包み込んでくれました。

その音色の中では心が安静な状態になり、自分自身に問いかけ、自分自身を見つめていくことができました。実際に体験してみて、この方法は、Guided Imagery and Music（GIM）に近いものと感じました。先生はこの楽器を用いて人の深層心理にアプローチする治療や研究を長年行っているそうです。普段

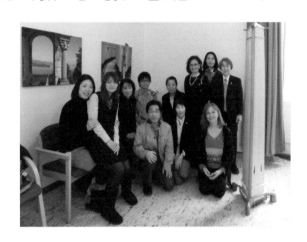

は施術をする立場で音楽療法に関わっていますが、クライエントの立場となってどんな楽器がふさわしいのかについて考えるきっかけとなりました。また、モノコードという日本では珍しい楽器でこれほど癒されるとは、どんな楽器を用いたとしてもその音色で癒されるという経験は世界共通であることを実感しました。

筆者たちはさらに、もう1つ別の音楽療法のセミナーを受講しました。その学校は、ハイデルベルグ大学の近隣に位置する音楽療法士のアカデミー「SRH Hochschule Heidelberg」です。本校は音楽療法の専

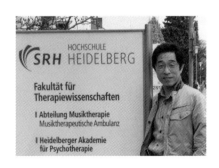

門学校で、欧州の中でも最も多く音楽療法士を輩出している学校として有名です。大規模な専門学校で、楽器やレッスン室などの設備も充実しています。また、音楽療法の標準的なドイツ語の教科書も多く出版しています。

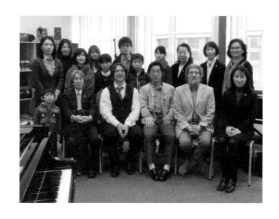

　ここでは療法部の教授および部長と親交を深めました。音楽療法のセッションに関する講義の中で、乳児から小児を対象とした興味深い方法に出会いました。それは、グライドピアノの天板の上にあらかじめクッションを広く敷いておき、その上に小児を乗せ身体全部でピアノの音を受け止めさせるという方法です。楽器の上に直接身を置くというこの方法は、まさに目からうろこでした。楽器を大事に扱いなさい、と教育されている日本人には決して思いつかない方法でしょう。

　これらの経験は、音楽療法を行う著者らにとって音楽療法の実践に役立つ知識をたくさん得ただけでなく、国や文化の違いはあっても音楽によって人々を癒そうとする試みは変わらないこと、そしてその方法にも共通点が多いことなどを知ることができました。

5－2　交流コンサート

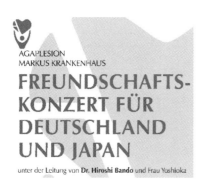

　ドイツを訪問するもう一つの目的は、病院などで国際交流コンサートを行うためでもありました。日本の子どもたちの奏でる音楽で心を癒してもらおうという、音楽療法のもう一つの国際交流です。そのときのポスターには、独と日における親善コンサート（Friendship concert for Deutch and

Japan）と書かれています。

　国際交流コンサートは2カ所で開催
しました。その1つがハイデンブルグ
にあるMarkus総合病院です。この病
院はスタインウェイピアノを有するコ
ンサートホールが病院内に設置されて
います。ドイツでは病院とは患者
（patient, Kranken）が滞在している
家（house, Haus）という意味を表し
ます。そのような家の中にコンサート
ホールがあるという環境は理想的です
ね。実際にこの病院を訪れてみて、こ
こで過ごしている人たちは、日ごろか
ら音楽に触れながら体や心を癒し、音

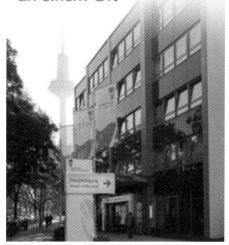

楽を心の糧としているのだということを実感しました。そんな場所でコンサー
トができたことが筆者たちにとっても意味深いものとなりました。

　ピアノ演奏コーナーではクラシックや近現代曲などを披露し、歌唱コーナー
では小学生の子どもたちがドイツの民謡を現地の言葉で歌って拍手喝采を受け
ました。日本の歌曲として「故郷」や、滝廉太郎作曲の「花」などを披露しま
した。コンサート後には、「どうしてこんな小さな子どもたちがこれほど上手
にピアノを演奏できるのか」と質問を受けることもありました。

　この国際交流の経験を通して、音楽により癒され、元気づけられるというこ
とは万国共通の現象であり、特に国境がないものであるということをあらため
て感じました。このような国際交流の機会を今後も大切にしていきたいと思い
ます。

6　音楽療法に関する参考文献

　音楽療法に関する参考文献は世界で非常に多くみられます。そのうち、音楽療法の概論に関する文献（1〜34）と筆者が関わる文献（35〜63）について紹介します。すべて英文の論文ですが、読者の皆さんの何かお役に立てることがあればうれしいです。また、これをきっかけに他の文献にも挑戦してみようと思ってもらえれば幸いです。参考文献はP128に記載しています。

第4章　人の心と音楽

～心理学の観点から～

　心理学とは何でしょうか。心の理（ことわり）を知り学ぶ学問のことです。
　一言で「心」といっても、あまりに幅広くて奥深いものなので、うまく捉えきれません。人間はmicrocosmos（小宇宙）とされています。人の心とは複雑であり、見えるもの vs 見えないもの、説明できるもの vs 説明できないものなど、まだまだ未知な部分がたくさんあります。だから、昔から心理学者は何とかして人の心の動きや構造を説明しようと努力を重ねてきました。
　人の心がどのような仕組みになっていて、どのように変化するのかについて、ある程度のことは分かってきましたが、今でも「人の心はこういうものである」というように心全体を一言で言い表すことはできません。そのため、心をいくつものパーツに分けて、様々な方向から心について解明しようと努力を続けています。

1 人の心を「3」で分解

1－1　人の心は3階建て

　筆者は「人の心は3階建て」であると考えています。
　最も下の段に位置するのが「情動」です。情動とは明確な原因によって引き起こされる強い感情のことで、生理的な興奮を伴うものとされています。人間

として誰もが無意識に感じるものであり、喜びや悲しみ、怒りなどがここに含まれます。

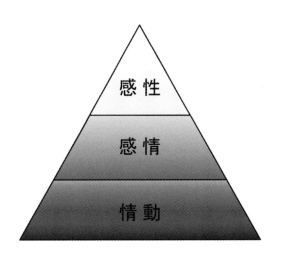

　なぜこのような情動が基盤となるのかといえば、人の命にかかわるからです。自分が食べようと用意していたものを誰かに急に奪われたら誰もが激怒します。また、親族や友人が命を落とすようなことがあれば誰もが悲しみます。ずっと空腹が続いたあと、やっと食べることができたら誰もが喜びます。このような激怒や悲しみ、喜びがまさに情動です。情動は生まれたばかりの赤ちゃんにも見られます。お腹が空いたときに十分な量のミルクやお乳がもらえないと大泣きをします。眠たい時にも泣きます。少し大きくなると、お母さんから離れる恐怖やうまく思いが伝わらないと怒りを感じて泣くということも出てきます。このような情動が起こっている状況は、一歩間違うと命を奪いかねない状況だといえるでしょう。そのため、情動というのはこのような命を奪いかねない危険性から身を守るために、他の人に知らせるために表出される感情だということができるでしょう。ただし、いったんこのような状況が改善されると、持っていた感情は消えてしまいます。だから情動は持続時間が一時的だと言われています。

　次の段階には「感情」があります。感情とは何かを説明するのは大変難しいとされています。心理学の本を読むと、感情と情動は同じものだと説明される場合も多いですが、筆者は、情動は生まれ持ったもの、感情は生まれた後に得られるものと分けて考えています。人は誰でも周囲の人々や物事とのいろいろな関係があり、そこにある「近づきたいvs近づきたくない」という気持ちが基になっている気持ちが「感情」であると考えています。たとえば、家族や親子、恋人の関係といった親密な関係では相手のことが「好き」で「近づきたい」という気持ちを持っています。仕事上のライバルや競争相手、あるいは怖い上司が相手の場合は、「できるだけ近づきたくない」という気持ちが出てくるのではないでしょうか。ほかには、友人や同僚、先輩、後輩などとの微妙な人間

関係では「ほどほどに近づきたい」という気持ちがあるでしょう。つまり、対人関係の中で、コミュニケーションを通して作られる気持ちのことが感情であると考えています。これは人が相手の場合のみに当てはまるのではありません。例えば数学が「苦手」とか虫を見ると「怖い」という気持ちも、そのものに対して「近づきたくない」という気持ちから生まれる感情であると言えます。近づきたいと思うものに対しては好意を持ち、肯定的な表現によってそれが表されますが、近づきたくないものに対しては悪意に近いものをもち、否定的な表現によって表されます。この感情も、自分自身を守るためのシグナルとして働いています。

　先の情動と感情が違うのは、その気持ちが長く続くけど、変化しやすいということ、そして人によってその程度が異なるということでしょう。親子関係を例にとって考えてみましょう。親子はとても親密なもので、お互いが近づきたいと強く思っています。これが「好き」という感情です。しかし、喧嘩をしたり揉め事が起きたり、お互いにどう頑張っても理解が得られなかったりすると「嫌い」という気持ちになって、その溝はかなり深くなってしまうこともあります。同じ親子関係といっても、兄弟姉妹の間で親に対する「好き」「嫌い」の程度は異なるでしょう。

　3階建ての心の一番上部には「感性」があります。音楽や絵画など芸術を解する心といえば、わかりやすいでしょう。あなたが好きな音楽を聴いて、素晴らしいな、きれいだな、綺麗な絵をみて可愛いな、などと感じられる心です。

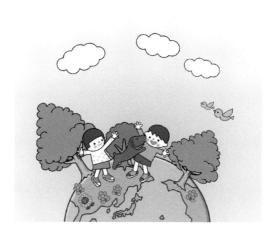

　感性は、親から子どもに「教えることはできない」、「伝えることしかできない」ものであり、周囲の人の働きかけによって子どもの中で自然に育っていくものと考えます。いったい、どのようなことなのでしょうか？　具体例を示しましょう。母親が子どもと一緒に散歩をしているとき、子どもが「あの雲、ふわふわしてお羊さんみたいね」と言ったとします。そこで母親が何といえば子どもの感性につながるでしょうか。音楽に関心がある皆さんには答えはすぐに

お分かりになるでしょう。「そうね、羊さんみたいね」と子どもに同調してあげることです。もちろん、このような子どもの発言が出てくるまでには、母親と子どもの中で「ふわふわの雲ね。羊さんみたいに見えるね」というやり取りが何度も繰り返されています。そこでは母親は「あんな形の雲を見れば羊さんみたいって言うのよ」というような教え込みは決してありません。このようなコミュニケーションの繰り返しによって感性は育っていくと考えられます。

　母親が「それがどうしたの？」と返事をしたり、「あれは単に水蒸気の塊だから…」などと返事をしたりしたら感性は決して育ちません。ここで、母親がどんな感性を持っているのかも重要な要素となってくるでしょう。道端に小さくても可憐な花を見つけた場合、「可愛い花だね」と言えば、豊かな感受性が子どもに伝わり、育っていきます。つまり、感性は親から子へ受け継がれる部分もありますが、それは完全なものでなく、親子のコミュニケーションを通して子どもの中で育っていくものです。そして、この「きれいだ」「かわいい」「悲しそう」といった感覚が、芸術に結びついていくのです。

　音楽療法に携わっているあなたの場合はいかがですか？ 音楽や絵画に触れた場合、どのように感じますか？ 子どものころ、両親や周囲の人々からどのように感動する心を伝えてもらいましたか？　少し振りかえってみて、思い出してみましょう。

1－2　知・情・意の3拍子

　心については、古代ギリシャの時代から「知・情・意」の3つの観点で考えられてきました。この3拍子は、特に教育現場やビジネスの場面において重要視されている見方です。

　「知」とは知能や認知機能、「情」とは感情や情動、「意」とは意志のことです。実は、これらの相互関係から私たちの精神作

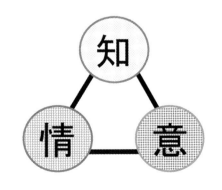

用が生じるとされます。まず「情」の働きによって、私たちは「行動をしよう
かな」と動機付けられることになります。ここで「知」の働きによって、詳細
な計画が加わります。最後に「意」の働きによって、実行に移されていくとい
う流れがみられます。

　これらの3者のバランスが重要な課題の一つとなります。私たちは学生時代
から「知」への偏重がある状態です。しかし、いざ社会へ出て仕事を始めると、
仕事の内容によってその程度の差はありますが、急に「情」や「意」の必要性
を説かれるようになります。しかし、これらは言われてすぐに対応できるもの
ではありません。その人が生活の中で経験した出来事から、長い時間をかけて
その人の中に定着していくものです。一種のスキルでもテクニックでもありま
す。スキルやテクニックは一朝一夕で得られるものではなく、繰り返し練習が
必要となってきます。

　近年、我が国をはじめ世界中が情報社会となりました。情報社会は世界中の
様々な情報を瞬時に手に入れることができるとても便利な世の中です。同時に、
SNSのようなソーシャルメディアの普及によって、対面で行うコミュニケーショ
ンとは異なったコミュニケーションのスタイルが特に若者の中で定着しつつあ
ります。Information and Communication Technology（ICT、情報通信技術）
やInternet of Things（IoT、モノのインターネット）の急速な発展と普及によっ
て、今後はあらゆる産業や工場、オフィス、家庭、人間のすべてが連携したリ
ンクが作られるとされます。このような世の中では、「知」はさることながら、
早い時期から「情」や「意」に対する意識を高める必要があると思われます。

　私たちが生きている社会は、数学や物理、コンピュータ、ICTのように、0
か1か、黒か白か、〇か×かなど、二者択一で簡単に判断できるものではあり
ません。二者択一で回答が出るはずのものに「あれ？」と思うような結果が生
じるのは、人間がこの社会を作っているからだと言えます。人間が作っている
ため、人間の感情や意志がここに必ず関係してくるからです。二者択一で解決
できる事柄であったとしても、その背景にある人間の存在に気付かないと社会
で生きていくことは難しいと思っておくほうがいいでしょう。

　現代は情報化が進み、必要な知識はすぐに調べることができ、答えが瞬時に
ディスプレーに表示できるようになりました。今後はますます情報化が進み人
工機能（AI）もどんどん精度が高まって、私たちの生活をますます便利にして

くれるようになるでしょう。むしろ、コンピュータが私たちの代わりにたくさんの役割を果たしてくれるようになって、私たち人間がたくさんの知識を詰め込む必要がない時代となってくるのかもしれません。そんな時代であるからこそ、ますます人間の「情」の部分が要求される時代になりつつあるのかもしれません。

2. 自我と音楽

　同じ知・情・意であっても、人によってそのバランスやそれぞれの要素の程度が異なるのはなぜでしょうか。それはひとえに、その人なりのものの考え方や感じ方があるからです。これはその人にとっての性格といえるものです。

　「性格」は心理学にとって長年追及されてきたトピックの一つです。私たちは自分の性格や人の性格がとても気になります。そして、どうにかして自分や相手の性格を単純かつ簡単な形で理解したいと思っています。その表れが、星の数ほどある性格テストでしょう。書店や図書館に行けば「性格」と名の付く書籍は多くの位置を占めています。それほど、人の性格は複雑なものなのです。

2－1　心の中には「エゴ」

　本書の筆者である板東と吉岡、錦織は、長年にわたり、多数の症例を対象に、エゴグラムを用いてエゴと音楽の関係について研究を続けています。「エゴ（ego）」とは心理学の領域で「自我」を意味するものです。

　私たちの心の中には、いったい何があるのでしょうか。これはなかなか難しい質問であり、簡単に答えることができません。

　皆さんは、毎日生活している中で、家族と話をするとき、友人とおしゃべりをするとき、職場の上司に報告するとき、それぞれ違った口調で話をしていませんか。話し方だけではなく、態度も異なりますし、心構えも異なっているは

ずです。それはなぜでしょうか。

　それは、社会で生きていくとき、状況によって、相手によって、自分の立場によって、自身の考え方や態度をコントロールして、TPO（time, place, occasion）に応じて変えているからです。その状況を判断して表現する方法を決めるスイッチとなるのが自我（エゴ）なのです。みなさんの中には、自我（エゴ）があります。エゴというのは、「このようにやりたい！」という私たちの本能と、「こうしてほしい」という周りからの要望の間の綱引きの審判役をするものであり、その審判基準は人によって、あるいは状況によって少しずつ異なります。よく自分勝手な人を、エゴが強いとかエゴイスティック（egoistic）と表現したりしますね。これは、その人のエゴが周りの人に比べるとやや本能に有利なように審判をしているからだと言えます。

2-2　エゴグラムを用いた性格チェック

2-2-1　エゴグラムをやってみよう

　あなたはどのような性格ですか？と言われても、はっきりわからないのが普通です。でも、心理学を少し活用してみると、自身の性格をある程度把握することができます。ここでは、いろいろな方法の中でも「東大式エゴグラム（Tokyo University Egogram, TEG)」を用いた性格診断について紹介することにします。

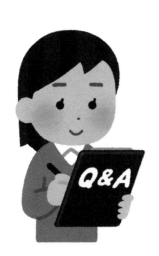

　エゴグラムがより分かりやすくするために、まずはエゴグラムを試してみましょう。

　まずは、表23のアンケートに回答します。50問の質問にそれぞれ、はい（○）、いいえ（×）、どちらでもない（△）で回答してください。質問の内容についてあまり考え込まず、直感で回答にしてください。50問の質問は、CP,NP,A,FC,ACの5つのグループに分けられていて、それぞれに10問ずつの質問が設けられています。回答が終

わったら、〇は2点、△は1点、×は0点と点数をつけて、グループごとに合計得点を出します。各グループの合計得点はそれぞれ0点〜20点の範囲になります。

　次に、各グループの合計点数を表24の用紙に記入してください。性別によって記入する場所が少し異なるので気を付けてください。そして、5つの点を4つの直線で結んで、折れ線グラフを描いてみてください。この折れ線グラフの形からあなたの心理学的特徴、あるいは性格のタイプが示唆されます。

　なお、どのグループの得点が高いから良いとか、低い得点が悪いということではありません。そのパターンが重要です。また、他人と比較するものでもありません。あくまでも、「私はそんな傾向があるらしい」という程度に結果を受け止めて下さい。

エゴグラムの記入例（表24）参照

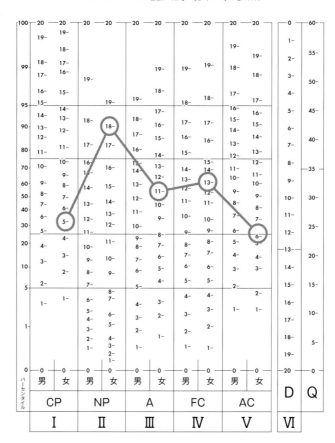

下記の各質問に ◯ △ × と書き入れてください。

はい	どちらでもない	いいえ
◯	△	×

CP	◯	△	×	FC	◯	△	×
物事は批判的である 他人の尻をたたく がんこで融通がきかない 他人の長所よりも欠点が目につく 気が短くて怒りっぽい わがままである 子供や部下にきびしい 相手の不正や失敗にきびしい 物事の白黒をはっきりさせたい 周囲の人に緊張感を与える				誰とでも騒いだりはしゃいだりする 陽気に振る舞う 上手にうそがつける 活発である スポーツや歌を楽しむことができる あけっぴろげで自由である 遊びの雰囲気に抵抗なく溶け込む 冗談や軽口をたたくのがうまい 好奇心が強い 創造力に富んでいる			
NP	◯	△	×	AC	◯	△	×
思いやりの気持ちが強い 悲しんでいる人を見たらなぐさめる 他人の面倒をよくみる 人に対して温和で寛大である 子供の世話をよくする 奉仕活動に喜んで参加する 涙もろい 困っている人には手助けしたい 人情を重んじる 人の長所に気づきほめる				言いたいことを言えない 何かするときふんぎりがつかない 他人に反対されると考えを変える 不快なことでも無理にがまんする 他人の顔色をうかがってしまう 要領がわるく、おどおどしている 挫折感を味わうことが多い 依存心が強い 後悔の念にとらわれる 遠慮がちで消極的である			
A	◯	△	×	解析方法の概要			
将来の見通しを立てる 人の行動を客観的に観察する 計画を立ててから実行する 物事を早くこなすのが得意だ 何事も事実に基づいて判断する 疑問の点を明らかにする わかりやすく物事を表現する 仕事を膨率的におこなう 物事をうまくまとめる 数字やデータを使って話をする				1）各質問にすべて回答してください 2）◯は2点、Aは1点、×は0点 3）5つのグループで合計します。 4）各グループで0〜20点と集計 CP：critical parent （　）点 NP：nurturing parent （　）点 A ：adult （　）点 FC：free child （　）点 AC：adapted child （　）点			

【表24】TEGの得点記録・解析用紙

パーセンタイル	CP 男	CP 女	NP 男	NP 女	A 男	A 女	FC 男	FC 女	AC 男	AC 女
100	20	20	20	20	20	20	20	20	20	20
99	19–18–17–	19–18–17–16–	19–				19–	19–	19–18–	19–
95	16–15–	15–		19–	19–			18–	17–	18–17–
90	14–13–12–	14–13–12–	18–	18–	18–17–	17–16–	17–16–	17–	16–15–14–	16–15–
80	11–	11–	17–	17–	16–	15–14–	15–	16–	13–	14–13–
70	10–	10–	16–	16–	15–14–	13–	14–	15–	11–	12–
60	9–	9–8–	15–	15–	13–	12–	13–	14–13–	10–	11–10–
50	8–	7–	14–			11–	12–	12–	9–	
40	7–	6–	13–	14–	12–	10–	11–	11–	8–	9–
30	6–	5–	12–	13–12–	11–	9–	10–	10–	7–	8–7–
	5–		11–		10–	8–	9–	9–	6–	
20	4–	4–	10–	11–	9–8–	7–	8–	8–	5–	6–5–
	3–	3–	9–	10–	7–	6–	7–	7–	4–	4–
10		2–	8–	9–	6–	5–	6–	6–	3–	3–
5	2–		7–		5–	4–	5–	5–	2–	
	1–	1–	6–	8–7–	4–	3–	4–	4–		2–
			5–	6–	3–	2–	3–	3–	1–	1–
			4–	5–	2–		2–	2–		
1			3–	4–		1–				
			2–	3–2–1–	1–		1–	1–		
0	0	0	0	0	0	0	0	0	0	0
	CP		NP		A		FC		AC	
	Ⅰ		Ⅱ		Ⅲ		Ⅳ		Ⅴ	

2-2-2　エゴグラムでわかること

　これまでの数々の研究によって、この折れ線グラフはいくつかのタイプに分けられるといわれています。そもそもこのテストは性格のタイプ分けをすることが目的のものではないのですが、結果を○○タイプと呼称することでその特徴を捉えやすくなっています。

　皆さんに実践してもらったエゴグラムの表24の結果を見てみて下さい。どこに山の頂点がありますか？その山の頂点があるグループを優位タイプと呼んでいます。その優位タイプは5つに分けられます（図9）。そして、それぞれお山の形に名前が付けられ、性格をタイプ分けしています（図10）。

①CP優位タイプ

　自分肯定・他者否定理想が高く、独善的頑固であり、懲罰的

②NP優位タイプ

　自分肯定,他者肯定気が優しく、共感的面倒見よい、世話好き

③A優位タイプ

　局外中立的・頭脳明断で理論的クールで合理的

④FC優位タイプ

　自己肯定的・創造的で自発的行動派で遊び好き

⑤AC優位タイプ

　自己否定的,自分がなく他者順応依存的で甘えん坊

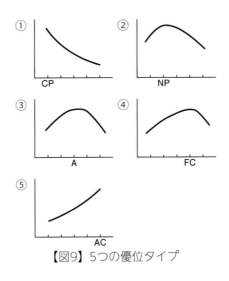

【図9】5つの優位タイプ

【図10】エコグラムの解析パターン

優位型

1. CP優位型	2. NP優位型	3. A優位型	4. FC優位型	5. AC優位型

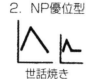
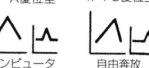

がんこおやじ　　　世話焼き　　　コンピュータ　　　自由奔放　　　依存者

低位型

6. CP低位型	7. NP低位型	8. A低位型	9. FC低位型	10. AC低位型

ルーズ　　　かんしゃく持ち　　　白日夢　　　忍の一字　　　管理者

混合型

11. 台形型			12. U型		

マイホーム　ボランティア　自己中心　　　葛藤　　　爆発　　　いじけ

13. N型			14. 逆N型		

お人好し　　おふくろ　ワーカホリック　　孤高の人　プレイボーイ　思いこみ

15. M型	16. W型	17. 平坦型		

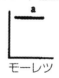
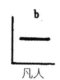

がき大将　　　厭世　　　モーレツ　　　凡人　　　引きこもり

18. P優位型	19. C優位型

干渉　　　気まま

それでは、それぞれのタイプについて少し説明しておきましょう。

　Pとは親（Parent）のことを指します。親には父親と母親が含まれ、それぞれに性格や社会的役割や家庭で立場も全く異なります。我が国では昔から、厳しい父親と優しい母親という漠然とした概念がありました。これを応用し、Parent(P) の要素を、父親の批判的な親（Critical parent, CP）、および母親の養育的な親（Nurturing Parent, NP）に分けて考えることとしたのです。

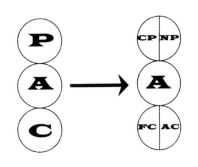

　Aは大人（Adult）を指します。幼い頃には感情的となり、喜怒哀楽をすぐに示してしまうようなことでも、年齢を重ねると、少しずつ冷静に考えてみることができるようになります。このように、冷静に客観的に判断できる特徴をここでは大人（Adult, A）と名付けています。

　Cは子ども（Child）を指します。この特徴は2つに分けて考えられています。1つは、天真爛漫に振る舞うような自由な雰囲気の子どもらしさの特徴です。芸術関係の仕事をしている人の中には、よい意味で、大人であるが純粋で子どもっぽい人も見かけますね。このような雰囲気をFree child (FC)と呼びます。もう一つは、「いいこちゃん」タイプの子どもです。いわゆる「賢い子」の中には、親や周囲の大人などの顔色を伺うことができ、期待に沿うような受け答えができる子どもがいますね。相手にうまく対応し状況に溶け込んでいるのです。ですから、その場にうまく適応できるという意味で、Adapted Child(AC)と呼ばれます。

　以上をまとめると次の図のようになります。

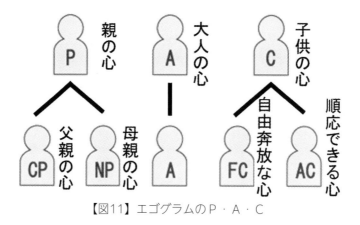

【図11】エゴグラムのP・A・C

　私たちの心の中にある自我は、大きく親（P）、大人（A）、子ども（C）の3つに分けられます。そして、Pは父と母の2つに、Cを2つにさらに細かく分けて、全体で5つにタイプ化して考えていくのです。

　これらのタイプはあなたの中に1つだけ存在しているのではありません。実はすべての人は5つのタイプをすべてもっていると考えます。つまり、あなたの中にいろんな特徴を持つ5人のあなたがいるということです。常にその5人が顔を出しているワケではありません。毎日の生活の中で、相手が誰か、どのような状況かによって、違う顔が見え隠れしているのです。仕事場で上司と接するとき、仕事以外の友人と飲んでいるとき、家族で団らんのとき、人はいつも自然にモードを切り替えているのです。

　それでは、この5人のあなたについて、ひとつずつ説明していきます。

１）厳格な父親（CP）
　父親的な性格を持つ側面です。父親の言動のように、理想や良心、責任、批判などの価値判断や倫理観など厳格さを主とするものです。創造性を抑えて懲罰的で厳しい面が多いですが、社会秩序の維持能力や理想の追求などの肯定的な面もみられます。

２）養育的な母親（NP）
　こちらは、親のうち母親的な性格を持つ側面です。母親の言動のように、共感や思いやり、保護、受容などの子どもの成長を促すといった母性愛に基づく

【表25】 CP（厳格な父親の側面）のファクター

利点	理想、良心、正義感、責任感、権威、道徳的
弱点	非難、叱責、強制、権力干渉、排他、攻撃的
強すぎると	他人を見下す、断定的、馬鹿、ダメ、すべきだ
弱すぎると	無責任、ルーズ、ノーと言えない、批判力なし 人の言葉に左右される

性質が含まれます。つまり、他人を受け入れ、相手の話に耳を傾け、親身になって世話をし、親切な言葉をかけて相手を気持ち良くさせることができる能力を指します。同情的で愛情が深く、ほめ言葉が多いのが特徴であり、相手に幸福感、満足感を与えることができます。

　日本の社会で生きていく場合には、5つのファクターの中でこのNPが最も顔を出している状態のとき、どこの組織でもうまくやっていけるといわれています。このタイプは厳しさや優しさが適度なバランスで現れている状態と言えます。日本人にはある種の「甘えの構造」があり、諸外国にはみられない微妙なバランスの中で生きています。ほどよい厳しさと優しさがあるこのタイプが前面に現れている状態は、本人も周囲の人たちも特に無理なくその場に調和しているため、その甘えの構造をうまく渡り歩いていける、と言えるかもしれません。

【表26】 NP（優しい母親の側面）のファクター

利点	思いやり、慰め、共感、同情、保護、寛容、許し
弱点	過保護、甘やかし沈黙、おせっかい
強すぎると	世話をやく安心感、柔らかい態度、よかったね よくできたわ、まかせてね、かわいそうに
弱すぎると	冷淡、拒絶的、他人を犠牲に人はどうでもよい

3）大人（A）

　これは、コンピュータがデータを処理するように、事実に基づいて物事を判断しようとする冷静な性格の側面を指しています。Aが優勢に働いている時は、その他の特に衝動的な側面がコントロールされ、働きが抑えられていると言え

ます。

　Aが優位な状態のときは、ビジネスライクに割りきる合理主義者のあなたが顔を出しているといえましょう。この側面が過度に強くなると情緒の欠如、無味乾燥なコンピュータ人間と判断されてしまう可能性があります。近頃では5因子の中でAが一番高い状態の人が多くなってきているともいわれています。

【表27】　A（冷静な大人の側面）のファクター

利点	知性、理性、現実志向、冷静、感情抑制
弱点	自己中心、科学万能、物質万能、自然無視
強すぎると	理詰め、計算高い、言葉を逃がさない
	なぜ、比較すると、私の意見は、具体的には
弱すぎると	現実に疎い、ずさん、間抜け、状況判断が狂う

4）自由な子ども（FC）

　Cの因子、つまりいつまでも子どもらしい側面は本来誰もが持っている側面であり、本能的な欲求や感情などが関わってきます。そのうち、自由な子ども（FC）とは快感を求めて天真爛漫に振る舞う子どもようなの性格の側面であり、親から得られる影響はあまり関係ないと言われています。よく笑ったり、泣いたりして大騒ぎをする人はFCの顔が出やすい人といえましょう。FCが前面に出すぎると自己中心でわがままになる傾向もあるので注意しなければなりませんが、この側面は直感的な感覚や創造性の源でもあり、豊かな表現力は周囲に暖かさや明るさなどを与えることができます。斬新なアイデアを発信する芸術系・エンターテインメント系の仕事には特に必要な性格の側面かもしれませんね。

【表28】　FC（天真爆漫な子どもの側面）のファクター

利点	自然随順、自由な感情表現、直感力、創造力
弱点	衝動的、わがまま、無責任、調子にのる
強すぎると	よくはしゃぐ、ヤッター、スゴイ、エーッ本当
	無邪気、まわりの迷惑を考えない
弱すぎると	無気力シラケ人間、ネクラ、人生楽しめない

5）順応する子ども（AC）

　一方で、この順応する子ども（Adapted Child, AC）は、母親や周囲の人々の愛情を失わないように状況に順応するという人間の本能的側面を指しています。つまり、親や人々の期待に沿うように周囲に気兼ねをして、自由な感情を抑えることができる「いいこちゃん」の側面といえるでしょう。ACが強すぎる場合には主体性が欠如し、周囲に迎合する傾向がみられることになりますが、逆にあまりに弱過ぎると、周りの人の状況を把握できず、人の感情や顔色、雰囲気が分からないということになってしまいます。

【表29】　AC（順応する子どもの側面）のファクター

利点	いい子、がまん、妥協 感情抑制、期待に添う
弱点	主体性欠如、消極的、自己束縛、依存的
強すぎると	常にオドオド人に逆らえない自分の意見なし
	ほかの人はどうですか、そうします、わかりません
弱すぎると	反抗的、独善的、頑迷になる、あまのじゃく

　このように、私たちの自我の中には5つの顔が含まれています。私たちはこの5つの顔について通常は特に何も感じず、意識することなく生活しています。しかし、実際には、社会生活や家庭でTPOに応じて5つの中で適切な顔が無意識的に前面に表われてきて、人々とのコミュニケーションをうまく行っているというワケなのです。

2-2-3　エゴグラムを知れば、相手が少し分かる？

　エゴグラムで説明されている性格タイプを知っておくと、周りの人の性格も少し見えてくるようになります。ここでは、江醐（エゴ）病院という架空の病院で働く人々の例を用いて、人の性格を推測する練習をしてみましょう。

　この物語に登場する江醐病院は東京にあり、江戸時代から続いている老舗の病院です。名前はエゴでも全くエゴが強いわけではなく、醍醐味がある良い病院です。優れたcureやcareに加え、患者の身体と心の全体に配慮し、ナースも優しく、食事もおいしいと評判の病院です。

　この病院で、ある日重要な会議が開かれました。その参加者は副院長、院長、師長、音楽療法士、事務長と、その日、急に参加が決まった副師長です。ところが、副師長が業務の都合で会議の時間に遅れてしまいました。そのとき、他の5人はどのようにこの副師長に声をかけるでしょうか。

　このようなシーンはありふれていて、皆さんも同じような経験をされたことがあるのではないでしょうか？でも、これだけの情報では誰がどのような声をかけるかを考えることが難しいでしょう。そこで役に立つツールの一つがエゴグラムの5つのタイプです。その人がどんなタイプの人なのかを知ることによって、ずいぶんと考えやすくなります。

①副院長は、外科医です。とても腕が良く、メスさばきは抜群!ここの病院を支えていると言っても過言ではありません。ただ難点は厳しいこと。きちんとやっていないと雷が落ちるため、職員は戦々恐々としています。
②院長は、お坊様みたいに慈悲深く、素晴らしい内科医です。先代から引き続いて、地域の基幹病院として、いろいろな問題を丸くおさめています。

③師長（婦長）は病棟や患者の管理、人事など、あらゆるマネジメントをテキパキとやってくれます。ナースがいろいろと泣き言を言ってきても、「あなたの気持ちはわかるけれど、プライベートとは切り離すこと。仕事場ではプロとして普通に仕事をして、ホウレンソウ（報告・連絡・相談）をきちんとしなさい」と、いつもアドバイスしています。

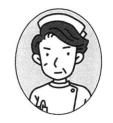

④音楽療法士の女性は、院長が音楽療法に理解があるため、常勤職員としてこの病院で勤務しています。いくつかの病棟でセッションを定期的に行うとともに、病院のいろいろな仕事もカバーしてくれています。いつもニコニコとして明るい性格で、入院中の患者ともいつもコミュニケーションを楽しんでいます。

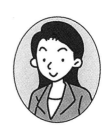

⑤事務長は、いつもてんてこ舞い。日本全国でどの病院でも、事務長はハードです。院内では医師、看護師、薬剤師、栄養士といずれも国家資格者と付き合わねばなりません。あらゆる職種から「どうにかしてよ」と要求されますが、何の資格も無い事務長の立場からは、いつもお願いするばかり。その頼まれごとは病院の雑用だけで

はなく、ときには大工、整備士、掃除夫など、あらゆるものが降りかかってきます。さらに、患者からのクレームもすべて請け負って対応しています。ということで、いつも相手に気遣いをしながら、相手の目顔をみながら、ストレスを抱えつつ仕事をしています。

　ここまでの情報を読んで、皆さんはそれぞれの登場人物をエゴグラムのどのタイプの人だと思われましたか？
　副院長は、厳格な性格で周りから恐れられているというところを見ると、仕事場では父親的な性格の側面（CP）を前面に出していると言えそうです。一方で、温厚な院長は、その厳格な副院長やそのほかの職員を温厚に見守り、問題を解決していますので、仕事の場では母親的な性格の側面（NP）を見せているといえるでしょう。

冷静な師長の場合はどうでしょう。言動を見る限りでは厳しくて責任感が強く感じられるので、父親的な性格の側面が出ているようにも思えます。しかし、アドバイスや部下に対する的確な指示は状況に応じて冷静に判断されたもので、その言葉通りに行動すれば問題がうまく解決できるといえるでしょう。こう考えれば、師長は仕事の場ではまさに「ビジネスマン」という大人の側面（A）が前面に出てきているのかもしれません。

　音楽療法士は、天真爛漫で誰からも愛されるところを見ると、仕事場では自由な子どもの性格の側面（FC）が前面に出ているといえるでしょうか。一方、事務長は常に相手の顔色をうかがいながらその場にふさわしい行動しなければならないという仕事柄上、順応な子どもの性格モード（AC）で仕事をこなしているといえるでしょう。

　このような情報が手に入れば、少しは問題の答えが出しやすくなったのではないでしょうか？

　厳しい副院長は、何と言うでしょうか？ そもそも、厳しい、がんこおやじ、かみなりおやじの性格から考えると「こら、時間に遅れるようなヤツは、病院で仕事をする資格はない、やめてしまえ」と怒鳴られるかもしれませんね。厳しい父親が、息子にガンガン叱っている状況に近いでしょう。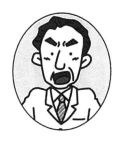

　優しい院長であれば、どうでしょうか？「いったい、どうしたのだ、何かあったのか、誰かが急変したとか、来る途中で階段から落ちたとか？」と心配することでしょう。母親が娘の帰宅が遅くなったときに、なにか事枚にでも巻き込まれたのかしら、と心配したりするような状況に近いでしょう。

　冷静な師長（婦長）は、どうでしょうか？「遅れた理由をいいなさい」、「何時から何をして、そのあとどんな業務をしたの。どのような事情があったから遅れたのか、その理由、および行動していた時刻と場所と内容を箇条書きできちんと説明してください」と、その状況を詳し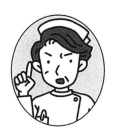

く説明するように求めるかもしれませんね。

　天真爛漫な音楽療法士なら、どうでしょうか？「いいよ、いいよ、気にしなくて。その代わり、今度遅れたら罰ゲームでみんなにコーヒーをおごってね。」と遅れたことをとまったく気にせず、おもしろく言って空気を和ませるかもしれませんね。

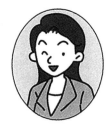

　人をよく察する事務長なら、どうでしょうか？気を遣って何も言わないか、もしくは「いま、揃ったところですよ」、「いや、私が勘違いして時間を言い間違えたのかも」などとコメントするかもしれませんね。

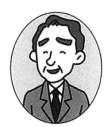

　皆さんはどのように考えましたか。この実践例から分かることをまとめてみましょう。

　性格判断タイプを知っていると、この人はこんな行動をするかもしれない、という予測がたてられます。ということは、機転の利く人ならば、その予測に基づいてあらかじめ対処方法を考えることができるということになりますね。しかし、相手も人間ですからハンコを押したように同じような反応が返ってくるということは珍しいですが、大幅に予想から外れるということも珍しいものなのです。だから、このような性格判断タイプというものが重宝されているのかもしれません。

　2つ目は、ここに出てきた登場人物は、常日頃からそのような性格で生きているわけではないということです。仕事場では厳格な副院長も家に帰れば温厚な母親の側面を前面に出して過ごしているかもしれません。仕事場では常に空気を読んで行動している事務長は、家ではかなり厳格な父親かもしれません。先ほども説明しましたが、時と場合によって私たちは5つのタイプが見え隠れします。そのため、仕事場で見せる姿をその人の100％の姿だと思い込んではいけないということです。

　3つ目に、周りの人を判断しているのも人ですので、判断する人によって判断結果が違うということです。エゴグラムの5つのタイプは客観的な判断基準だということができますが、ここで挙げた例ではこの5人の人たちに実際に試験をしたわけでもなく、ただ単にエゴグラムで示されている5つのタイプにあ

なたが当てはめて考えてみただけなのです。そのため、その当てはめ方は人それぞれになってしまうということです。例えば、普段からここに出てくる師長と仲が良くて、仕事とは違う場所での付き合いも長い人であるとしたら、「いや、師長はそんなタイプの人じゃない」と言うかもしれません。さらに、その人に対する好き嫌いのような感情などもタイプの当てはめ方に影響を与えます。そのため、客観的な指標を用いない性格判断は、人によって相手の性格の判断結果が違うということも理解しておいてほしいものです。

　エゴグラムを知ることによって、自分の資質や特質を理解するのに役立ちます。自己の短所を認識し、長所を伸ばすことができることになるでしょう。注意してほしいことがあります。決して、特定のタイプの人が特定の仕事に適するとか適さないとかを議論するものではありません。人の可能性は無限です。また、繰り返しますが、得られた結果によって人に〇〇タイプとレッテルを貼るようなものではありません。単にTEGのデータだけを鵜呑みにして、人を評価したりや判断したりしないことが重要です。少し勉強しただけで、人の性格を理解できたと錯覚に陥ることのないようにしてください。

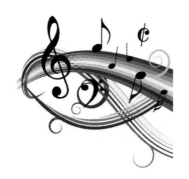

3. 音楽経験と心理～エゴグラムを使って～

3－1 ピアノ学習者のエゴグラム

　筆者らは長年にわたり、TEGを用いた研究を行っています。その中から、ピアノ学習を行っている児童・生徒とその関係者のエゴグラムを調査した結果を紹介します。

　対象者は次の3つのグループを設定しました。

A）　現在ピアノを練習中か、過去に練習歴があるピアノ学習者群：6～19歳の250例

B）　ピアノ学習者の両親群：28～48歳の66例

C）　ピアノを教える音楽教育者群：20～66歳の66例

　方法としては、この対象者に東大式エゴグラム（TEG）第2版を回答してもらい、その結果をコンピュータで分析しました。ここではその一部を紹介します。

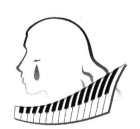

３－１－１　対象者群におけるエゴグラムの特徴

　3つの対象群において、もっとも優位性を示すエゴグラムのCP, NP, A, FC, ACの5つの自我状態はどれかについてそれぞれ調べました。

①ピアノ学習者
　ピアノ学習者が示したエゴグラムのタイプを表30に示しました。「癇癪（かんしゃく）もち」タイプが前面に出ている人が多いという面白い結果となりました。「癇癪もち」という表現にすれば意外と思うかもしれませんが、これは母親的な性格の側面が低く、父親的な側面が高く表れているということなのです。他者に対しての優しさよりは規律やルールに厳しく、しかし自由奔放な子どもらしさを持っているというように表現すれば、ピアノを学習するために適切な性格だといえるのかもしれません。しかし、この数字は少数データから得たものであり、非ピアノ学習者と比較は行っていないため、一般的なピアノ学習を行っている子どものエゴグラムの特徴とは言えません。

【表30】　ピアノ学習者のエゴグラム

TEGパターン	％	参考値	特徴
癇癪もち	14	なし	精神的にやや不安定
自由奔放	12	〃	明るく感覚的に判断
プレイボーイ	9	〃	強い自己主張
白日夢	9	〃	実行不可能な理想
依存者	8	〃	言いつけ通り真面目
爆発型	7	〃	癇癪もちよりFCが高値

②両親群
　ピアノ学習者の両親における結果を表31に示しました。規律に厳しい「がんこおやじ」タイプが多い反面、CPが低い「ルーズ」タイプが11％と多かったのが興味深いものでした。「ルーズ」というのは父親的な性格よりも母親的な性格が高く表れている状態を表していることから、音楽の資質を持つ子どもを信頼し、のびのびと自由にさせている母親的な親の態度と解釈するのが適切であろうと思われます。

【表31】　両親群のエゴグラム

TEGパターン	%	参考値	特徴
がんこおやじ	15	3.4	厳しいが面倒をみる
ルーズ	11	2.1	厳しさがなくのんびり
管理者	9	3.1	子供に盲従を強いる
コンピュータ	6	8.1	客観的で冷静な判断
葛藤	6	2.6	現実の吟味力の不足

③ピアノ教育者

　ピアノを教える教育者における結果を表32にまとめました。「がんこおやじ」タイプ、「管理者」タイプ、「コンピュータ」タイプ、「孤高の人」タイプという従来イメージされている「厳しいピアノの先生」像に近い結果が得られました。

【表32】　ピアノ教育者のエゴグラム

TEGパターン	%	参考値	特徴
がんこおやじ	9	3.4	責任感強く厳しく指導、真面目 思いやり強く、面倒見がよい
管理者	9	3.1	エネルギシュに活動的に指導 信望が厚く相手に盲従を強いる
コンピュータ	7	8.1	知的で冷静な判断、自他肯定 思いやりや遊び心もあり
孤高の人	5	4.0	規則を厳格に守る、妥協しない 非寛容、綿密なスケジュール
ガキ大将	5	5.5	面倒見がよく親分肌である 姉御として、皆に慕われる
ボランティア	3	1.2	奉仕精神にあふれており 世話をするのが好きである
プレイボーイ	2	3.2	天真爛漫で、葛藤なく健康的 音楽の楽しさを伝えられる

　また、音楽を行っている人が多く見せる性格の側面と考えられるFC（天真爛漫な子ども）の自我状態に注目してみました。

FCの優位性が最も高かった割合は、ピアノ学習者群で33%、両親群で4%、ピアノ教育者群で14%でした。ピアノ学習者群はほかの2つの群と比べて年齢範囲が低く、大人としてのエゴを獲得段階にあると思われるため、このような結果が出たと考えられます。一方で、年齢範囲の似通った両親群とピアノ教育者群との間で差異が見られています。この要因として、ピアノ教育者が芸術分野の仕事に関わり、その仕事にFCに表される天真爛漫さや創造性のファクターが関わっているからであると考えられました。

３－１－２　FCで満点を示したピアノ学習者の事例の検討

　次に我々は、FCの自我状態得点が満点だったピアノ学習者について個別に分析を試みました。

【表33】　ＦＣで満点を示した例

1）6歳女児：明朗活発、ピアノが好き
2）7歳男児：明朗活発、ピアノが好き
3）7歳男児：全国大会で銅賞
4）10歳女児：四国大会入賞、英語検定準2級
5）11歳女児：四国大会第1位、学業成績上位1%以内
6）18歳女子：直感力に優れ、ピアノが好き

①満点者の特徴
　FCの合計点が20点と満点となったケースは、ピアノ学習者群250例の中で6例（2.4%）ありました。その詳細は表33に示した通りです。これら6名はほかのピアノ学習者よりも、ピアノコンクールでの入賞歴が明らかに多いことが分かりました。同時に学校の学業も優秀であることが分かりました。このことについて、アルトシューラーが紹介している5つの音楽の作用の中で、注意の集中、その範囲の拡大、気分の変化などが関連しているものと考えられます。つまり、長時間の練習に耐えられ、しかもそれを苦痛と感じないなどといった素質や、それを可能にさせている両親や家庭の教育環境などが学業成績にも影響していると考えられます。

3-2　音楽経験とエゴグラムの改善

　筆者らは、「音楽療法セッションに際して、音楽経験を有するクライアント
ほど、エゴグラムの改善がスムーズに行われる」という仮説を立て、その検証
を行う研究も行いました。

音楽経験がエゴグラムの改善に与える影響

吉岡　明代[1]　　　板東　浩[2]　　　吉岡　稔人[3]

キーワード：音楽経験、エゴグラム、TEG、心理的影響、実証分析
　　　　　　musical experience, egogram, TEG, psychological effect, positive analysis

抄録：従来、音楽聴取と東大式エゴグラム（TEG）との関係を調査してきた我々は、音楽経験がエゴ
グラムの改善に与える影響について検討した。その中で、「音楽療法（セッション）に際して、音楽
経験を有するクライアントほど、エゴグラムの改善が円滑に行われる」という仮説に至ったため、今
回この仮説を検証すべく実証分析を行った。対象者は 5～85 歳（平均 26.1 歳）の 664 例（男性 207、
女性 457）である。方法は、対象者が心地よいと感じる曲を 10 分間聴取させ、その前後で TEG の設
問に回答してもらった。その後、音楽聴取前と聴取後における TEG データを利用して、仮説モデル
の回帰分析を行った。推計の結果、音楽経験を表す変数が、エゴグラムの改善（リラックス）を表す
変数に対して、1% 水準で有意にプラスであるという結果を得た。また、音楽経験の乏しいグループ
より、音楽経験のあるグループの方が、エゴグラムの変化が顕著であったことが観測された。すなわち、
我々の仮説は、統計学的に実証された。今回の分析を通じて、音楽経験がエゴグラムの改善に重要な
役割を果たし、音楽経験者は、未経験者に比べて、音楽による心理的反応がより効率的に惹起され、
音楽経験がエゴグラムの改善の円滑化に影響していることが示唆された。

　この研究は日本音楽療法学会雑誌に発表しましたので、詳細はそちらをご覧
いただけたらと思います。ここではそのエッセンスについて解説しましょう。
　音楽を聴くと少なからず心理的な影響を受けますが、それは、小さいころか
らの音楽の経験（ピアノを習うなど）が関係していることがわかりました。
　まずは、この研究の対象者を音楽の経験という軸で4つのグループに分けま
した。
　0: 学校教育のみで音楽と接していた人
　1: ピアノなどのお稽古事に通ったことがある人

2: 自ら進んで音楽に関わろうとする意志がある人

3: 音楽専門家や高度な音楽教育を受けた人

そして、リラックスのために音楽を聴かせる前後にエゴグラムを測定し、その5因子（CP, NP, A, FC, AC）の変化を検討しました（図12）。

筆者らが研究を行うまでにおおむね判明していた傾向があります。それは、音楽を聴取することによって、

・NP（母親のように養育的な優しい気持ち）がより強くなり、

・FC（天真爛漫な子どものように自由な気持ち）がより強くなり、

・AC（人の目顔をみたり、周囲の状況に気を使うような気持ち）が弱くなる、

という方向性の変化です。

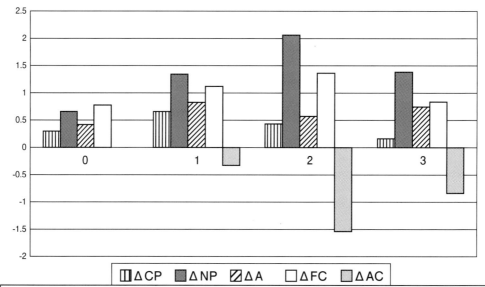

エゴグラムの変化(△CP, △NP, △A, △FC, △AC)を音楽経験(MUEX)の程度(0, 1, 2, 3)ごとに示している。ここでエゴグラムの変化とは MUEX ごとの算術平均によって計算された数値である。また、MUEX=0 の △AC の値は 0 であるため、図には表れていない。

【図12】音楽経験（MUEX）とエゴグラムの変化

図12は、最も左は「音楽経験がほとんどないグループ（0）」で、最も右は「音楽経験が非常に豊富にあるグループ（3）」のグラフを示しています。いずれも、NP, FC,の動きの傾向は類似していますが、注目してほしいのは、その山や谷（強くなる、弱くなる）が変動する程度です。「自ら進んで音楽に関わるグループ（2）」が最も変化が大きくなっていますね。つまり、自ら音楽に関わろうという意志

がある人ほど、音楽から得られる効果が高く見られたということになります。

　続いて、5因子の相互作用について検討しました。その結果、FC, A, ACは、NPの変動に影響を受けることが明らかとなりました。影響を受けるNPとは、幼い頃に両親から子どもに受け継ぐ因子を意味しています。NPの形成段階において音楽を経験することが、音楽を聴いてリラックスするプロセスにおいても効果的であることが示唆されます。

　さらに、関連研究では、エゴグラムの5因子が相互に影響しあう可能性について報告しました。つまり、NP、FC、AC、CPは相互に影響しあっており、これが全体的にAに影響を及ぼしていることが、統計学的な解析によっても明らかになりました（図13）。

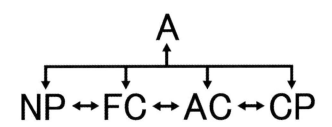

【図13】エゴグラム5因子における相互関係

　このように、音楽と人々の心理について関心が高まり、研究が積み重ねられています。音楽療法を学ぶときには、当然のことながら、音楽という切り口から勉強しなくてはなりません。しかし、それと同時に、心理という切り口からものごとを考えることが、本当はもっと大切なことであると言えます。なぜなら、音楽療法は人を対象とする「治療法」だからです。

3-3　多数例のエゴグラム

　我々は音楽療法の文脈において、多数例に対してTEGの測定を行う研究も行いました。その結果の参考値をまとめたものを表34に示します。これは、今後我が国における音楽療法研究の基礎資料になることでしょう。

【表34】さまざまな対象者のＴＥＧパターン

TEGパターン	呼　称	若　年 n　(%)	20〜30歳 n　(%)	31〜70歳 n　(%)	成　年 n　(%)	参　考 (%)
優位型						
CP優位	がんこおやじ	12（ 5.4)	8（ 7.8)	14（12.2)	22（10.1)	(3.4)
NP優位	世話やき	6（ 2.7)	6（ 5.8)	10（ 8.8)	16（ 7.4)	(7.7)
A 優位	コンピュータ	5（ 2.2)	8（ 7.8)	11（ 9.6)	19（ 8.7)	(8.1)
FC優位	自由奔放	29（13.0)	7（ 6.8)	3（ 2.6)	10（ 4.6)	(6.8)
AC優位	依存者	16（ 7.2)	8（ 7.8)	5（ 4.4)	13（ 6.0)	(6.1)
低位型						
CP低位	ルーズ	7（ 3.1)	8（ 7.8)	4（ 3.5)	12（ 5.5)	(2.1)
NP低位	かんしゃくもち	27（12.1)	4（ 3.9)	3（ 2.6)	7（ 3.2)	(2.8)
A 低位	白日夢	24（10.7)	7（ 6.8)	2（ 1.8)	9（ 4.1)	(4.8)
FC低位	忍の一字	2（ 0.9)	2（ 1.9)	6（ 5.2)	8（ 3.6)	(4.7)
AC低位	管理者	5（ 2.2)	6（ 5.8)	11（ 9.6)	17（ 7.8)	(3.1)
混合型						
台形型a	マイホーム	0（ 0.0)	3（ 2.9)	3（ 2.6)	6（ 2.7)	(3.5)
台形型b	ボランティア	1（ 0.5)	3（ 2.9)	2（ 1.8)	5（ 2.3)	(1.2)
台形型c	自己中心	5（ 2.2)	3（ 2.9)	2（ 1.8)	5（ 2.3)	(1.8)
U 型a	葛藤	5（ 2.2)	2（ 1.9)	1（ 0.9)	3（ 1.4)	(2.6)
U 型b	爆発	19（ 8.5)	1（ 1.0)	1（ 0.9)	2（ 0.9)	(1.1)
U 型c	いじけ	2（ 0.9)	1（ 1.0)	0（ 0.0)	1（ 0.5)	(1.1)
N 型a	お人よし	3（ 1.3)	1（ 1.0)	2（ 1.8)	3（ 1.4)	(4.1)
N 型b	おふくろ	2（ 0.9)	3（ 2.9)	7（ 6.1)	10（ 4.6)	(4.1)
N 型c	ワーカホリック	1（ 0.5)	2（ 1.9)	2（ 1.8)	4（ 1.8)	(1.8)
逆N型a	孤高の人	6（ 2.7)	2（ 1.9)	6（ 5.2)	8（ 3.7)	(4.0)
逆N型b	プレイボーイ	22（ 9.8)	3（ 2.9)	3（ 2.6)	6（ 2.7)	(3.2)
逆N型c	思い込み	4（ 1.8)	3（ 2.9)	1（ 0.9)	4（ 1.8)	(1.9)
M 型	ガキ大将	7（ 3.1)	6（ 5.8)	5（ 4.4)	11（ 5.0)	(5.5)
W 型	厭世	3（ 1.3)	1（ 1.0)	3（ 2.6)	4（ 1.8)	(3.3)
平坦型a	モーレツ	5（ 2.2)	2（ 1.9)	1（ 0.9)	3（ 1.4)	(1.4)
平坦型b	凡人	4（ 1.8)	2（ 1.9)	5（ 4.4)	7（ 3.2)	(7.4)
平坦型c	引きこもり	1（ 0.5)	0（ 0.0)	0（ 0.0)	0（ 0.0)	(0.3)
P優位型	干渉	0（ 0.0)	0（ 0.0)	1（ 0.9)	1（ 0.5)	(0.9)
C優位型	気まま	4（ 1.8)	1（ 1.0)	0（ 0.0)	1（ 0.5)	(1.1)
合　計		223（ 100)	103（ 100)	114（ 100)	217（ 100)	(100)

4．気分や感情の心理テスト（POMS）

4－1　気分プロフィール検査（POMS）とは

前項で紹介したエゴグラムは、人のエゴの状態や性格などのおおむね数ヶ月ぐらいのやや長期的な変化をみるのに適していると言われています。一方、いまから紹介するものは、短時間で変化する私たちの気分や感情などについて調べるものです。それは「気分プロフィール検査（Profile of Mood States：POMS)」というものです。私たちの心の中で、気分や感情という主観的な側面の変化を評価するための心理検査です。

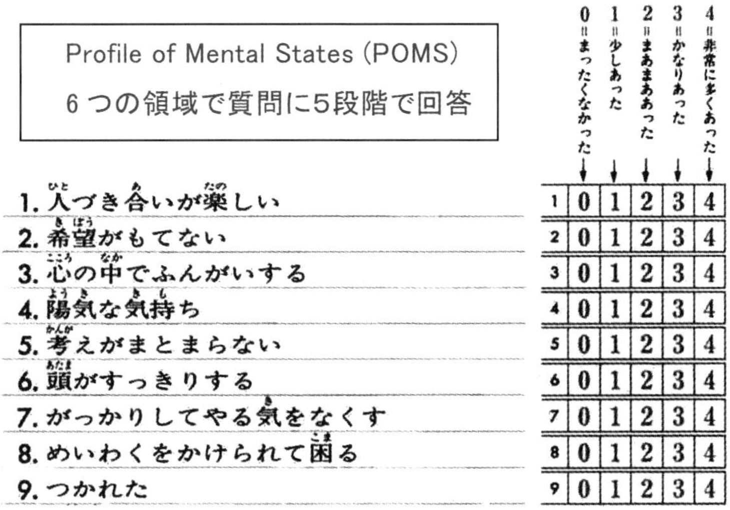
Profile of Mental States (POMS)
6つの領域で質問に5段階で回答

		0＝まったくなかった	1＝少しあった	2＝まあまああった	3＝かなりあった	4＝非常に多くあった
1. 人づき合いが楽しい	1	0	1	2	3	4
2. 希望がもてない	2	0	1	2	3	4
3. 心の中でふんがいする	3	0	1	2	3	4
4. 陽気な気持ち	4	0	1	2	3	4
5. 考えがまとまらない	5	0	1	2	3	4
6. 頭がすっきりする	6	0	1	2	3	4
7. がっかりしてやる気をなくす	7	0	1	2	3	4
8. めいわくをかけられて困る	8	0	1	2	3	4
9. つかれた	9	0	1	2	3	4

【図14】質問表における質問項目の例

この検査は、その時点における気分や感情を数値として測定できるという大きな特徴があります。被験者の一次的かつ変動的な気分や精神状態を評価することが心理療法の効果判定に役立つと考えられていて、医療やカウンセリング、職場や学校のメンタルヘルスなどの幅広い分野で活用されています。簡単に数値化できるという利点があり、測定した人の精神的状態を時間的に比較できて

有用性が高いので、WHO による「神経行動コアテストバッテリー」の中にも含められています。我が国では主に、65項目の質問で構成された横山らによるPOMS 2日本語版が使用されています。その質問票の一部を図14に示しました。

　POMSは人の感情を下記の6つのグループに大別しているのが特徴といえます（表35）。

【表35】 POMSにおける6つの因子

1）緊張―不安 (Tension-Anxiety: T-A)
2）抑うつ―落ち込み (Depression-Dejection: D)
3）怒り―敵意 (Anger-Hostility: A-H)
4）活気 (Vigor: V)
5）疲労 (Fatigue: F)
6）混乱 (Confusion: C)

　各グループに関する質問項目が用意されており、それぞれに関する質問は、最近1週間における気分や感情について、「まったくない」（0点）から「非常に多くある」（4点）の5段階（0～4点）のいずれかの1つを回答することになります。そして、その回答を得点化して、合計得点で分析をします。

　6つのグループはサブスケール（subscales）と呼ばれ、合計された点数をもとに、グラフを描くことができます（図15）。

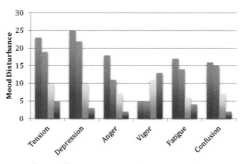

【図15】 ＰＯＭＳの結果の図示例

図16の左は2例の男性です。このうち、Case1はほぼ平均的な数値を示しており、この人は仕事や生活など特に大きな変化はなく落ち着いていると解釈できます。一方、Case2では活気（vigor: V）が突出していることが特徴的で、この人は目標とするものに対して精力的な毎日の生活を送っていると解釈できます。

　図16の右の結果は音楽療法士の2名の女性のものです。Case 3は相対的にはややT-Aが高いことが見られますが、比較的バランスが取れた結果となっています。一方Case4では、相対的にA-H、F、Cの因子が高いという結果が得られました。その一因として、多くの人々と関わり、多忙なライフスタイルを送っていることと関係があるものと思われました。この2名の音楽療法士のどちらもがT-A因子が高い結果になっていることに注目すべきでしょう。音楽療法士は患者の気分に敏感に反応し対応することが求められる仕事です。そのため、T-A因子が高く反応しているのかもしれません。そうだとすれば、音楽療法士の職業上の特性ということもできるかもしれません。この点に関しては、今後も事例を増やすなどさらなる検討が必要です。

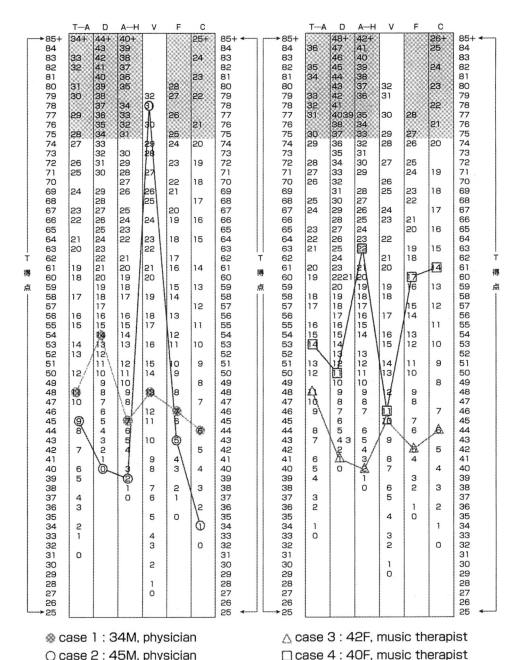

⊛ case 1：34M, physician　　　　△ case 3：42F, music therapist

○ case 2：45M, physician　　　　□ case 4：40F, music therapist

| T－A：緊張―不安　　D：抑うつ―落ち込み、A－H：怒り―敵意 |
| V：活気　　　　　　　F：疲労　　　　　　　C：混乱 |

【図16】男性内科医２例、女性音楽療法士２例のＰＯＭＳの結果

4－2　音楽療法におけるPOMSの活用

　音楽を聞くとどのように私たちの心が変化するのかについて、POMSスコアの変化によって説明した報告があります（高橋ら）。

　対象者は18〜23歳の健康な女子学生 31名であり、方法は研究者が指定した音楽と好みの音楽の2種類を聴く前後のPOMSの変化について調べました。すると、研究者が指定した音楽（鎮静的音楽）と好みの音楽（リラックスを目的として被験者が選択した音楽）を短時間聴取することによって、活気以外の各因子で明らかに一時的な気分の変化がみられたのです。その変化は、ジャンルやテンポが様々であったにもかかわらず、比較的一貫していました。さらに、これらの変化は、ほぼ同じような傾向がみられたのです。

①緊張 - 不安を和らげ、
②抑うつ-落ち込みを賦活させ、
③怒り - 敵意を鎮め、
④活気を増し、
⑤疲労を軽減させ、
⑥混乱を少なくする。

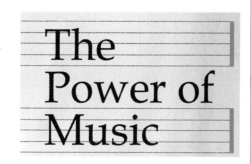

　以上の結果は、音楽の聴取は誰もが自覚できる心の変化（気分や感情の変化）をもたらすことを示唆します。感情のレベルが高すぎる人は低下させ、低すぎる人は上昇させるように働くようです。従来から「音楽にはパワーがある」と言われてきました。つまり、音楽には①生体をホメオスタシスに向かわせる効果（向ホメオスタシス効果）、②生体をリラクセーションに導く効果が存在します。ホメオスタシス（恒常性）とは、生物において内部環境を一定の状態に保ち続けることです。ヒトが生存し正しく機能できるように、身体のシステム全体のバランスのとれた状態が必要です。POMSを用いて調べてみた結果、音楽を聴くことによって身体内、とくに気分や感情面のバランスを保とうとする動きが見られることが明らかになったといえるでしょう。これは揺れて傾い

ても元に戻ろうとする船を想像してもらえれば、分かりやすいかと思います。病気やストレスといった体に有害なものの衝撃によって、いったん傾いた体（船）が人間の生命体が持つ不思議なメカニズムによって元に戻ろうとしているのです。

　この調査とは別に、健康な学生に6種類の音楽を聞かせてPOMSの変化をみた報告もみられます。この場合には、緊張、抑うつ、怒りの尺度に有意の変化がみられ、特にダンス音楽が有する心理への陽性効果などによる影響が考えられています。

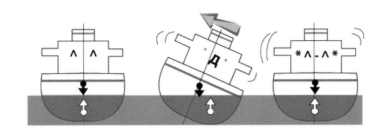

　また、ホスピスの病棟で疼痛を有する患者に10週間、能動的・受動的音楽療法セッションを行い、その効果をPOMSによって評価しました。その結果、気分の改善がみられましたが、2種類のセッション間に違いは見られませんでした。一方で、脳卒中の後遺症を有する患者に対して、音楽療法の前後の気分や感情の変化についてPOMSを用いて調べると、不安、活気、敵意の尺度の改善がみられました。

　以上のように「音楽療法に効果がある」ことを証明するために、しばしばPOMSが使われています。音楽療法の効果は人の心に直接的に働くものであり、感情や気分を短時間でコントロールすることができるため、POMSを用いて評価することも有効だと考えられます。今後もこの領域の研究が進んでいくことでしょう。

第5章　現代の社会病理と音楽療法

　現在、私たちは過度なストレス社会の中に生きています。ストレスと人間は切り離せないものであり、私たちが生活していると自然とストレスはくっついてくるものです。適度なストレスは人間にとって良い刺激になって、それが日々のエネルギー源となるのですが、過度なストレスは私たちの心身に有害物質となって影響を与えます。うつ病のような心理的な病気がクローズアップされるようになったのも、ストレス過度な生活を送っている現在を象徴しているといえるでしょう。

　もう一つの私たちの共通の悩みは「自分は将来認知症になったらどうしよう」というトピックでしょう。この世で生きるすべての生き物は、必ず年をとっていきます。年齢を重ねることは本来、大変喜ばしいことであり、お祝いの対象となっていました。還暦のお祝い、古稀のお祝いなどはその代表です。しかし、それは他人事で、自分自身が年を取るということには一種の恐怖感を持っている人もいるかもしれません。特に認知症についての認識が広まるにつれて、その恐怖感は高まっているといえるかもしれません。この恐怖感も大きなストレスとなっているのは当然です。

　そこでこの章では、この2つの私たちの悩みを中心に、ストレス社会に生きる私たちの生活と音楽療法とのかかわりについてみていくことにします。

1. ストレスと心の病気

1−1　増える心の問題

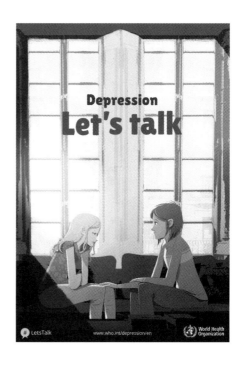

　近年、社会構造の変化とともに、心の病気で苦しんでいる人が増えてきていると言われています。中でも、うつ病（鬱病、depression）が増加してきています。世界ではおおむね3〜3.5億人ほどがうつ病で苦しんでいるとされ、対応が叫ばれてきました。世界保健機構（WHO）は、各国におけるスローガンとして、うつ病に対して「自身の気持ちを話そう」という対策を進めています。

　うつ病は気分障害の一種であり、心療内科や精神科などで専門的に対応をする病気です。しかし実際には、我が国では内科（64.7％）、婦人科（9.5％）、脳外科（8.4％）、精神科（5.6％）心療内科（3.8％）など、さまざまな診療科で対応しているという状況です。

　うつ病にはさまざまな症状がみられます。広く知られている症状としては、抑うつ気分、不安、意欲の低下、不眠、焦燥、食欲不振などが挙げられます（表36）。しかしここで重要な問題は、身体面の症状が現れてしまうことによってそれに対処することが優先され、本当の原因である「心理的なうつ病の症状」に手が届かないケースが多いことです。そのため、身体的症状が前面に現われていて、その原因を探ろうといくら精査をしてもなかなか原因が見つからないことも多くみられます。

　うつ病は決して治らない病気ではありませんが、そのほかの病気のように治療や薬の効果がすぐに表れるというものでもありません。重症化すると長い期

間、日常生活を送ることに大きな困難を抱えるようになってしまいます。しかし、他の病気と同じように、うつ病も日頃のちょっとした心がけ次第で予防できることが分かっています。そのため、現在ではうつ病にならないためにどうすればよいのか、という課題に関心が集まっています。

【表36】 うつの心身の症状

身体的	心理的
動悸	抑うつ
ふらつき	不安感
息苦しさ	意欲の低下
頭重感	あせり
吐き気	憂鬱
倦怠感	いらいら
食欲不振	おっくう感

1−2　うつ病にかかりやすい性格とは？

　近年、「うつ」は医学的、心理的、社会的にも重要な問題となってきています。うつ病の原因や治療法など、うつ病についての詳しい紹介は、数多くの専門書に譲ることにして、ここでは、どんな性格の人がうつ病になりやすいのかについて紹介しましょう。

うつの素因
①良心的 ②几帳面 ③気を遣う ④一生懸命

　あなたはうつ病になりやすいのでしょうか、周りの人たちはどうでしょうか。自分がうつ病になりやすい性格なのか判断できる誰もがわかりやすい尺度（ものさし）を紹介します。これは誰もが自分自身や周囲の知り合いについて判断できる、比較的わかりやすいツールです。普段の何気ないコミュニケーションによって積み重ねられた情報を基に判断するものなので、準備しなければならない道具もありません。しかし、これは厳密にうつ病になりやすいかどうかを診断するツールではありませんので、その結果だけで「私はう

つ病になりやすい性格なのだ」と判断することはできません。ここでは、その
ツールについて詳しく解説していくことにします。

　あなた自身、あるいはあなたの周囲には、何かあれば「うつ」に陥ってしま
いそうなデリケートな人もいれば、逆に、全く「うつ」にはなりそうもない傍
若無人な人もいることでしょう。これらの違いとは何でしょうか。うつの素因
として4項目が挙げられます。あなた自身や知り合いの人々を頭の中で思い浮
かべて、この素因①〜④に該当するかどうかを考えてみて下さい。当てはまる
ものがあるという人もいれば、まったく関係ないという人もいるでしょう。1
つでも当てはまる人は、うつになりやすい性格だと言えます。ここで注意して
おいてほしいことは、ここに挙げた4項目は、うつになりやすい傾向があると
いえるだけのものであって、これに当てはまるからといって必ずうつ病になる
というものではありません。そのため、たくさん当てはまったとがっかりする
こともありません。少し気をつけて生活しようと思ってもらう程度で構いませ
ん。

　このツールはあなたの周りの人についても判断することができます。周囲の
方々を思い浮かべて、その人は先ほどの4つの素因が該当するかどうか考えて
みて下さい。最後に、①〜④の素因の逆のパターンに当てはまる人を思いうか
べてみてください。果たして、その人はうつになってしまうでしょうか。そん
な姿が想像できますか。つまり、うつになりやすい素因がないということなの
で、その人はうつ病になりにくい性格の人だということができます。あなたの
周りにも何人かは思い当たる人がいるかもしれませんね。繰り返しますが、そ
うだからといってうつ病に必ずなる、あるいは絶対にならないということでは
ありません。周囲の人にこの話題で話をするときにも十分気をつけてください。

２．心を扱う全人的医療へ～プライマリ・ケア

　うつ病のような心の病気がクローズアップされるようになったことは、従来の医療のあり方について、一歩立ち止まって考える機会ともなりました。

２－１　心身は別物と考える医療から心身一体の医療へ

　古く歴史を振り返りますと、古代ギリシャにおいて、人間は身体（ソーマ（soma）、からだ、肉体）、魂（サイキ（psyche）、こころ、精神）によって成り立つと信じられてきました。その後、この２つに感情や霊性、思考などの因子が加わったりしました。

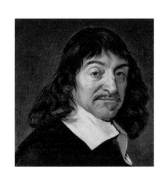

　この考え方は近代医学誕生の基盤を築くものでもありました。17世紀、フランスの哲学者デカルトが、「心身二元論」を提唱し、人間には身体と心があり、両者は本来的に別々の領域に属するという考え方が生まれました。この概念の広がりを基に、身体と心は別物ととらえられるようになり、医療分野においてもその流れに逆らうことはありませんでした。これが現代の西洋医学の歴史的流れです。

　身体や心がどのような仕組みになっているのかという疑問について科学的に明らかにしていこうという流れも進みました。しかし、身体は目に見えて測定でき数値化して比較し研究がしやすいですが、心は目に見えないため数値化できず、長い間、客観的に捉えることが難しいとされてきました。近代になって、心を測定可能な要素に分けて、数値によって分析できることができるようになってきました。例えば、ストレス値や認知機能の得点などがそれにあたります。現代医学では、身体を扱うのは医師であり、心を扱うのは心理の専門家（臨床心理士、心理カウンセラー）と分ける傾向もみられます。しかし、それでも心を扱うことは難しく、いまでも「そうではないか」の範囲を超えることはでき

ません。

　一方で、先人の多くが「身体と心は一つでつながっ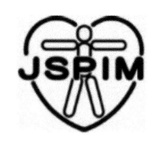
ている」と考えてきました。例えば、心理学者のフロ
イトは「身体自我」を提唱し、集合無意識を示したユ
ングは「人間は心身の連続性スペクトラムである」と
提唱しました。東洋では古くから「心身一如」と捉え、
人間の全体性を回復する全人的医療（holistic
medicine）も注目されています。「身体は心に影響し、心は身体に影響する」、
「身体と心が一致することで、人間は全人的に回復がみられる」という考え方に、
今、注目が集まりつつあります。

　我が国で、特に心身一如を基盤として人間の身体と心について考えようとし
ているのが日本心療内科学会（Japanese Society of Psychosomatic Internal
Medicine, 1996～）です。そのロゴマークは、ハートと抽象的な人体を組み
合わせ、丸ゴシックの字体で優しい雰囲気を表しています。

2－2　プライマリ・ケア

　心身一如や全人的医療の哲学を有する医療として、プライマリ・ケア（Primary
Care, PC）があります。日本ではプライマリ・ケアの必要性が長年叫ばれて
きており、近年、総合診療とともに注目されています。ここでprimaryとは初
期の、基本の、主要なという意味を表します。

　プライマリ・ケアは医療の基盤や基本として、つまり医療の「入口」として
重要な役割を果たしてきました。ただ、敵切な和訳がないため、我が国の医療
現場では総合診療（General Practice, GP）や家庭医学（family medicine,
FM）、プライマリ・ケア医や総合医(GP)、FP(family physician)と呼ばれてい
ます。一般的に「かかりつけ医」と呼ばれることが多いので、皆さんにはその
方がなじみ深いでしょうか。

　プライマリ・ケアには様々な軸が存在しています。ある定義では、①短期の
疾病に限らず、個人の長期的な保健状態を診る、②全人的に対応する地域の保

健医療福祉機能を指す、③患者の長期的なサポートをする、とされています。つまり、広い視野に立って、病んでいる人全体を全人的に評価し、ケアを行う医療のことです。これには5つの因子が関わるとされ、ACCCAとして広く知られていました。それは近接性(accessibility)、包括性 (comprehensiveness)、協調性（coordination）、継続性(continuity)、責任性（accountability） のことです。近年は、オレゴン健康科学大学家庭医療学のSaultzが提唱した定義により、最後のAを文脈　性（Context, Contextual Care）のCに置き換えたACCCCの 概 念 が 広 まっています（図17）。Contextとは情報科学領域で使われる概念であり、ぴったり相応する日本語がありません。一般的には、文脈、脈絡や状況、前後関係、背景などと訳されてきました。

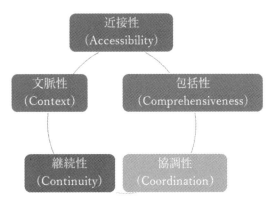

【図17】プライマリ・ケアの概念図

　その文脈性（Context）を臨床現場でどのように考えればよいのかついての検討も重ねられています。これに対する一つの答えとしては、簡単に言えば、状況を理解し、相手の気持ちを推測して共感するということになるでしょう。そのことで患者全体を理解し、受け入れたとメッセージを送り、患者の心に寄り添っていくことが、心身医学／心療内科の専門家に求められるといえるでしょう。

　我が国のプライマリ・ケアは地道に発展してきました。日本プライマリ・ケア連合学会第8回学術大会が2017年5月に開催された際には、我が国におけるプライマリ・ケアの発展を喜ばれた日野原重明先生から特別に祝辞が贈られました。これが先生の医学会に対する最後の公的メッセージとなったことはとても感慨深いものがあります。

　なぜ、ここでプライマリ・ケアに注目したかというと、プライマリ・ケアは、身体に加えて心身医学や心療内科の見地を基盤とするという特質があるからです。つまり、プライマリ・ケアをマネジメントする際に医療サイドではなく患

Bando et al., Prim Health Care 2017, 7:3
DOI: 10.4172/2167-1079.1000281

Primary Health Care: Open Access

Mini Review · OMICS International

Development of Primary Care, Lifestyle Disease and New Elderly Association (NEA) in Japan – Common Philosophy With Hinohara-ism

Bando H[1,2], Yoshioka A[2,3], Iwashimizu Y[4], Iwashita M[4] and Doba N[5]

[1]Tokushima University, Japan
[2]Tokushima Division of New Elderly Association (NEA), Japan
[3]The Piano Teachers' National Association of Japan (PTNA), Japan
[4]Division of New Elderly Association (NEA), Life Planning Center Foundation, Japan
[5]Division of Research and Education, Life Planning Center Foundation, Japan

Abstract

Dr. Shigeaki Hinohara, one of the most eminent physician in Japan lived up to 105, was chairman emeritus of St. Luke's International University and honorary president of St. Luke's International Hospital. He was a pioneer in several fields with remarkable contribution. He introduced and developed primary care (PC) medicine in Japan. The term "life style-related disease" was proposed by him, and decided to use widely by the Ministry of Health and Welfare, Japan. He started New Elderly Association (NEA) to make aged people significant life physically and psychologically with wide spread. He firstly founded Japan BioMusic Association/Japanese Music Therapy Association (JMTA) and developed music therapy in Japan. Thus, by his excellent leadership and management, medical and cultural fields have developed to high degree in Japan.

者サイドの視点を重視する、患者指向型の医療（patient-oriented medicine）を行うことが原理とされているからです。心の医学は、患者が中心となって治療が進められていきます。心の相談室などのようなカウンセリングも、クライエント中心療法が積極的に導入されています。医者と患者という縦の関係ではなく、医者と患者が両輪となって健康問題に対処していきましょうというのがその趣旨です。このような医療が注目し始められたのも、心の病気のような、日常生活と表裏一体の病気で苦しんでいる人、苦しむ可能性がある人が増えているという社会の流れと関係しているといえるでしょう。

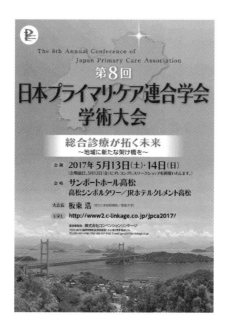

コラム：プライマリケアの師　日野原先生

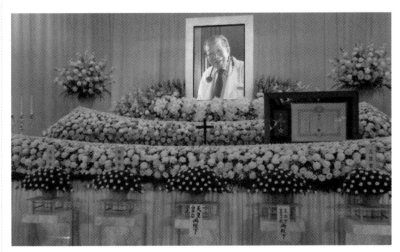

Figure 1: The picture of Dr. Hinohara and the Order of Cultural Merit (2005).

The father of primary care in Japan

Primary care (PC) covers wide fields, such as primary health care (PHC), primary medical care (PMC), general practice (GP), family medicine (FM), and so on. When Dr. Hinohara studied medicine in United States, he was impressed with PC and introduced the philosophy of PC in Japan. He was a pioneer of complete annual physical checks, "human dry-dock" and also developed preventive medicine and the education system for doctors and co-medicals.

歴史をひも解きますと、プライマリ・ケアを我が国に紹介したのは聖路加国際病院の日野原重明氏でした。「日本プライマリ・ケアの父」である氏は105歳まで内科医としてご活躍されました。身体面に加え心身一如など心理面・精神面の重要性をも提唱され、「新老人の会」などの活動によって幅広く意義深い日野原イズム(Hinohara-ism)を啓発され、人々の心に寄り添う医療を実践し伝えてこられたのです。

2-3　プライマリ・ケアは「オーケストラ医学」

　プライマリ・ケア医学の世界的組
織として、世界家庭医機構（World
Organization of Family Doctors；
WONCA）があります。筆者は今ま
で数多くのWONCA国際会議に参加
してきました。その中で一つとても
印象に残っているエピソードがあり

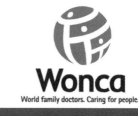

ます。かつてポーランドで開催された欧州WONCA会議のとき、開会式の特
別講演でお洒落なオーケストラの演奏がありました。実は、そのオーケストラ
の女性指揮者はかつて医学を目指した医学生だったのです。彼女はオーケスト
ラを指揮しながら、プレゼンテーションを行いました。音楽および医学の見地
からウイットに富む説明を続け、「プライマリ・ケアとはオーケストラ医学で
ある」ことを様々な角度から解析したのです。

　オーケストラには数多くの種類の楽器があります。指揮者が全体を把握し、
速度や強弱のバランスなどを的確に指示することが、素晴らしい演奏につながっ
ていきます。これはプライマリ・ケアの仕組みと全く同じだというのです。プ
ライマリ・ケアにおいては、医師は指揮者のようにコーディネーターの役割を
担います。多職種のコメディカルは、オーケストラで各楽器の担当者に相当し
ます。チーム医療とは、オーケストラのように各パートが各自の役割を果たす
ことによってあらゆる健康問題に対応し、人々の健康で幸せな人生づくりに貢

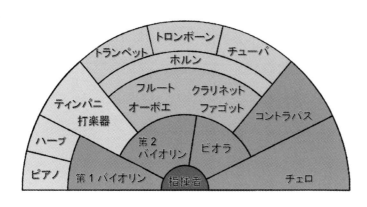

献していくことといえ
るでしょう。音楽に関
心が深い皆さんです
と、チーム医療やプラ
イマリ・ケアをこのよ
うに例えると、イメー
ジしやすいかもしれま
せんね。

2−4　癒し方も「心身一如」

　筆者は長年、医学や医療、芸術、文化、音楽療法などをテーマにさまざまな
プレゼンテーションを行ってきました。そこでは、スライドやピアノ演奏、音
楽や動画の供覧などを駆使して、会場にいる人たち全員が楽しめる空間になる
ように工夫しています。

　これらの活動を数十年続けて、「心身一如」が大事なポイントだということ
に気づきました。そして身体の健康について、「食事は糖質制限を、運動は筋
トレを、そして、心の健康には音楽を」というスローガンを打ち出すことがで
きるようになりました。

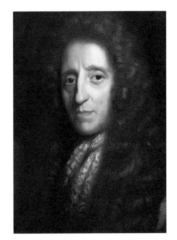

　ところで、イギリスの哲学者、ジョン・ロック
(John Loche, 1632〜1704) の名前は一度でも
耳にしたことがあるでしょう。彼は20歳でオッ
クスフォード大学に進学し、哲学と医学を修めま
した。30歳で同大学修辞学講師をつとめ、著書
「解剖学」と「医術について」を執筆し、王立協
会フェローに選出されました。以後も執筆活動を
続け、代表作である「統治二論」および「人間知
性論」を出版しました。前者は名誉革命後のイギ
リスの体制の理論的な支柱となり、64歳から通
商植民地委員会の委員までも務めました。

　彼は多くの優れた名言や格言を残しています。代表的なものは「健全な精神
は健全な肉体に宿る（A sound mind in a sound body）」です。また、「いか
なる人間の知識も、その人の経験を超えるものではない」、「美味とは食物その
ものにあるのではなく、味わう舌にあるものである」というものもあります。

　このほかにも筆者にとってとても印象的な言葉がいくつかあります。「楽し
んでやる苦労は、苦痛を癒すものだ」（シェイクスピア、英国の劇作家、詩人
/1564〜1616）という言葉です。「私たちは、この世で大きいことはできま
せん。小さなことを大きな愛をもって行うだけです」（マザー・テレサ、ノー
ベル平和賞受賞/1910〜1997）。

The Mind/Body Connection
"A sound mind in a sound body
is a short but full description
of a happy state in this world"
-John Locke, philosopher, 1693

「心と身体の繋がり」
「健全な肉体に宿る健全な精神は、この世の幸福な
状態というものを端的に、しかし十分に表現する」

【図18】

　長年、音楽や心身相関、愛、癒しについていろいろな議論が続いてきました。近年では、デジタルメディアを活用して人々に愛や癒しを提供する試みも活発に行われています。その例として、綺麗な映像と音楽で心を毎日癒す「Sound Treatment Everyday」を紹介します。これは、音楽の持つ生理的、心理的、社会的働きを用いて、医師や医療機関、専門家らと共に、心身の障害の回復や機能 の維持・改善、生活の質の向上やストレスの解消、免疫力アップなど、現代社会に生きる人々の間に音楽療法を深め広げていくCROIX HEALINGです。クロア（CROIX）とは、フランス語の十字に由来し、十字を切る、赤十字のマーク、守り、護り、癒し、癒し、交差（クロス）＝出逢い、相互の支え合いなどを意味します。

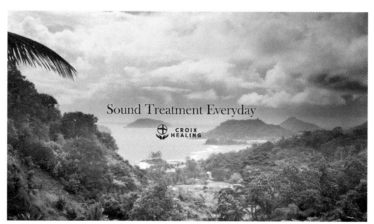

Sound Treatment Everyday
CROIX HEALING

【図19】

読者の皆さんも、耳から取り入れる健康法、サウンドサプリメントを美しい映像と共に試してみてはいかがでしょうか。(CROIX HEALING Official YouTube Channel, https://www.youtube.com/c/CROIXHEALING)。

　音楽が好きな人は、誰もが好みのサウンド(sound)を有しているでしょう。馴染みの音楽を聴きながら眠りについてみてはいかがですか。ブラームスが作曲した子守唄「眠りの精(Sandmännchen)」のように、夜に子供たちの目に砂を撒いて眠くさせる妖精が登場して、素敵な夢の世界に誘われるかもしれません。実は英語のsoundには、音や音楽に加えて、健康な、健全なという意味もあります。熟睡はsound sleep、ぐっすり眠ることはsleep soundlyとなります。

　人は綺麗な景色を観ると心が癒されます。同じように、心に染み入る音楽を聴くと心が和んでいきます。私たちが生活している街には音風景（サウンドスケープ、Soundscape）が存在します。私たちが住む地球上には各地域には特徴となる目印になるランドマークがありますが、音楽の世界でも同様に、各領域で標識となる音をサウンドマークと呼んでいます。これらのサウンドマーク同士のつながりを環境的社会的な観点から「音響共同体」として評価し、私たちにとって心地よい音環境を作り上げるプロジェクトを進めてほしいと思います。新しい職種として「サウンドデザイナー」も誕生しており、今後の展開を期待しましょう。

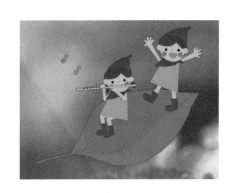

2－5　プライマリ・ケアと地域包括ケアシステム

　わが国では「地域包括ケアシステム」（図20）の構築によって、プライマリ・ケアを推進しているといえるでしょう。このシステムは、病院や施設ではなく、自分の住み慣れた家や環境でできるだけ長く自分らしく生活できることを目指すために構築されていて、そこには医療だけでなく行政や学校、自治会のような地域団体が組み込まれています。まさにプライマリ・ケアの考え方そのものだといえる日本の誇らしい産物であり、世界各国とりわけアジア圏の国々がこのシステムに関心を持ち、動向を見守っています。

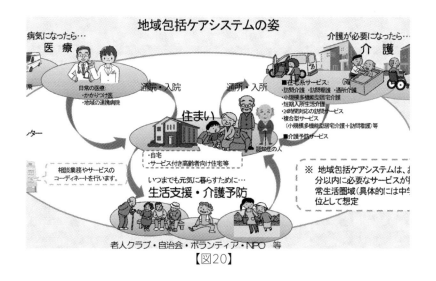

【図20】

3. 高齢者に音楽を～認知症高齢者への音楽療法

　「21世紀は高齢者の時代」と言われて久しくなりました。少子高齢化の問題は日本だけでなく今では全世界が頭を抱える問題となりました。増え続ける高齢患者を保健医療福祉現場でどのようにケア、サポートするかは、音楽療法にも大きくかかわる問題となってきています。

3-1　高齢者の抱える健康問題

　ここまでに説明したプライマリ・ケアは、その守備範囲が幅広く、特殊な病気ではなくありふれた病気（common disease）の範囲で実力を発揮してきました。特に高齢者が抱える健康問題とは、このありふれた病気が多いといえるでしょう。

　高齢者の健康問題でポイントとなる疾病は、次の3つとなります。

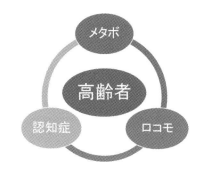

1）メタボリック症候群：内科的に肥満、糖尿病、高血圧、脂質異常症などを含む。
2）ロコモティブ症候群：整形外科的にフレイル（虚弱症候群）などを含む。
3）認知症：精神的かつ心理的にグレーゾーンの人々も含む。

　ここで、認知症の病名に注目してみましょう。皆さんは、約100年前の日本で認知症は何と呼ばれていたと思いますか。実は認知症は病気ではなく、人の加齢に伴う自然経過による変化と考えられていたのです。すなわち、病気ではないため、病名は存在しなかったのです。その

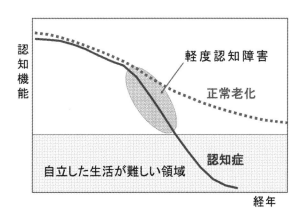

ため、「この頃、あの爺さんは弱ってきたようだ」などと周囲の人々が気づいて、日常的に優しくサポートしてきました。その後、認知症に関わるさまざまな病態について西洋医学の概念に沿って評価されて、「認知症」という病名がつけられるようになりました。それ以来、この加齢による自然現象は医療の対象となり、専門家がその治療や症状の維持・改善に関わるようになりました。この功罪は簡単には判断ができませんが、医学的な診断基準に沿って判断し、診断

することができるようになったことで「助かった」人も多いのではないかと思います。

　近年では、認知症予備軍という言葉もよく耳にするようになりました。そこで注目されているのが、健常者と認知症の中間にあたる軽度認知障害（Mild Cognitive Impairment, MCI）の存在です。MCIは認知機能（記憶、決定、理由づけ、実行など）のうち1つの機能に問題が生じていますが、日常生活には支障がない状態を示しています（表37）。

【表37】　軽度認知障害（MCI）のポイント

1. 記憶障害の訴えが本人または家族
　　から認められている
2. 日常生活動作は正常
3. 全般的な認知機能は正常
4. 年齢や教育レベルの影響のみでは
　　説明できない記憶障害が存在する
5. 認知症ではない

　しかし、日常生活に支障がないからといってMCIの原因となる疾患を放置すると認知機能の低下が続いていき、5年間で約50％の人は認知症へとステージが進行するとされています。厚生労働省は、2018年時点で、認知症とその予備軍とされるMCI人口が862万人存在すると推測し発表しました。これは、65歳以上の人々の4人に1人があてはまるという非常に驚くべき数字です。

　多くの人々は今まで、高齢者の認知症や軽度認知障害について、病院や医療福祉施設に入所している人だけにおおむね限定された病気であると思っていたかもしれません。しかし、その認識は異なります。先ほどの数字を見ると、ごくありふれた病気であることが分かるでしょう。もしかすると、日常生活で挨拶をかわす近所の高齢者のMCIの存在に気づいていないという可能性があるのです。では、この状況にどうアプローチをしていくことができるでしょうか。そのアプローチ方法の1つに音楽療法があるというわけです。

　日本は世界のトップ集団を突っ走る超高齢社会であり、今までに医療福祉分野でバラエティに富むケアが行われてきました。その中で音楽療法が活躍する場面も多く、音楽療法士も求められるようになってきました。実際に、様々な音楽療法セッションが高齢者施設で行われてきました。その多くは、認知症や

MCIの患者を対象としたものです。以前には、認知症の患者に早い時期に薬剤が投与されていました。しかし、近年は薬剤を用いない非薬物療法の効果も知られるようになり、音楽療法を用いることが医学会でも推奨されるようになっています。

　認知症やMCIに対する音楽療法セッションの効果について、いろいろな報告があります。その中で、有効性が実証されているものの例として、音楽療法と歩行を同時に行なうというdual task（二重課題）を用いた方法、音楽と絵画の活動を並行して行う方法、ダンスによる身体活動に音楽を用いる方法などが含まれており、いずれも認知症に対して改善が認められます。

3-2　認知症とは

　ここで、今一度認知症について解説をしましょう。

　認知症については、近年、社会的にも医学的にも対応が重要となってきています。その診断と治療は、かかりつけ医や医学的な専門家などが担ってきましたが、最近では医学領域以外の様々な領域の専門家も積極的にかかわるようになってきて、まさに社会が一体となって対応するようになっています。

　認知症の対象者に接する際には、その特質を把握しておかねばなりません。認知症には多くの症状がみられますが、様々な症状をいくつかにグループ分けして考えると理解しやすくなります。

　まず、中核症状と周辺症状とに大別できます。中核症状とは一般的に、程度の差はあれども認知症患者に必ず現れる症状です。これは、脳の神経細胞の障害によって起こるもので、進行とともに徐々に症状が重くなっていきます。代表的な中核症状として記憶障害、見当識障害、実行機能障害が見られます。なかでも記憶障害は、新しい物事のエピソード記憶が難しくなり、最近のことほど記憶することが難しくなってきます。一方で、一般知識や教養といった記憶、楽器の演奏や編み物といった体で覚えている記憶、古い記憶は比較的長く保持されていることが分かっています。

　一方、周辺症状（BPSD）とは、中核症状から二次的に起こる症状のことです。

中核症状と環境要因・身体要因・心理要因などの相互作用によって生じる様々な精神症状や行動障害のことを指します。周辺症状は心理症状と行動症状に大別することができます（図21）。周辺症状は必ずしも認知症のすべての患者に現われるものではなく、家族による周囲の対応など

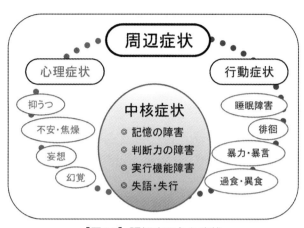

【図21】認知症の主な症状

の環境要因によって異なります。周囲の人々が興味をもって接し、訴えを否定せず受け入れ、何を訴えたいのか冷静に対応することによって、周辺症状の出現が見られなかったり、見られたとしても程度が穏やかであったりするといわれています。

　音楽療法士が認知症の症状について知っておくことはとても大切です。なぜならば、認知症患者を対象とした音楽セッションで音楽療法士が参加者と歌を歌ったり、手足を動かしたり、言葉のキャッチボールを行ったりしている際に、予想できない言動が現れることがあるからです。今後は認知症・軽度認知障害を抱えた高齢者を対象に音楽セッションを行うことがますます増えてきます。音楽セッションの途中で、対象者にこんな変化が突然見られたときに、皆さんの持っている知識を動員して、落ち着いて、にこやかな態度で上手に対応することが必要となるからです。

　なお、軽度認知障害（MCI：Mild Cognitive Impairment）をもつ対象者に

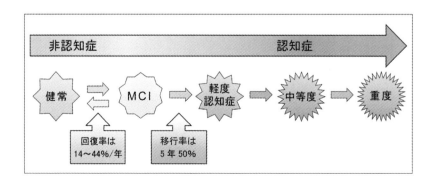

も音楽療法は有効です。先にも述べましたように、MCIは放っておくと認知症になる可能性が高い病気です。しかし、早期の適切な治療や予防によって、機能の回復や発症の遅延が可能です。最近ではインターネットを検索してみると、さまざまなセルフチェックテストが紹介されています。多くのセルフチェックテストは繰り返し行うことで認知機能を高めるトレーニングの役割を持っています。このようなセルフチェックを定期的に行うことによって認知機能の把握と訓練をすることも大切ですが、それ以外にも規則正しい生活、いろいろな活動に参加することや人々とのコミュニケーションを行うことが効果的だとされています。音楽療法セッションのもその効果的な活動の一つとして数えられています。

3－3　認知症患者に対する音楽療法のポイント

　認知症を患う高齢者を対象とした音楽療法の目的は認知症を治療（cure）することではなく、ケア（care）することです。具体的には、音楽と会話によって患者の五感を刺激し、回想法なども駆使しながら、疾病と共存し健やかな生活を目指します。そのためには、症状に応じた目的を設定してセッションを行うことが必要になります。ここで、目的に合わせたポイントを紹介します。

１）記憶を刺激する回想法
　認知症の患者は記憶の障害が認められます。しかし、音楽の不思議な力を活用すれば、眠っている記憶を引き出すことができます。普段は言葉によるコミュニケーションに反応しない人でも、昔から馴染んでいる曲を聞いて一緒に歌うことができる場合が少なくありません。これが記憶を呼び起こすきっかけとなって回想法を導入できます。身体に対する既往歴と同じように、心に対する音楽歴（好きな曲、馴染みの曲）の聴取が有効となるのです。

２）心身の活性化
　認知症患者は日常生活で活動が低下している場合が多いです。しかし、声か

けや体操への誘導によって覚醒させたり活性化させたりするのは簡単なことではなく、何か魅力的な方策が必要となります。そこで、推奨されるのが盆踊りや祭囃子など、心身を鼓舞するようなリズミ

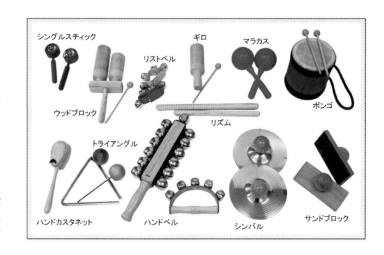

カルな音楽を利用することです。リズミカルな音楽を聴いて手足を一緒に動かしたりすることも良いですが、簡単な打楽器を用いて自ら演奏するという活動も心身の活性化には良い効果をもたらします。これが能動的音楽療法なのですね。

　その際、参考にしたいのが「同質の原理」です。ふさぎ込んだ様子の対象者に最初からリズミカルな音楽を聞かせても、心の状況と比べて異質な音楽であるためうまく進みません。まずにこやかな声掛けから始め、受け入れられる雰囲気の音楽を導入し、次第に快活な曲に移行させていくとよいでしょう。

　音楽療法とは、聴覚だけを刺激するものではありません。人の感覚には視覚、聴覚、嗅覚、味覚、触覚という五感が含まれます。音楽療法セッションでは、あらゆる角度から五感を刺激するように問いかけたり曲目を選んだりしたいものです。たとえば、季節が秋であれば、秋を連想する行事、写真、音や音楽、花鳥風月の匂い、旬の食べ物などが連想できるような会話や音楽を使ってみましょう。

３）リラクゼーション

　妄想や攻撃的な行動といった認知症の周辺症状は、認知症に対する不安や緊張によって引き起こされるとされます。短期記憶が難しくなるため、何度音楽セッションに参加していても常に不安感をもっていたり、緊張した状態でセッションに参加する人もいるでしょう。このように不安や緊張を伴う対象者には、ゆったりした環境で好みの音楽を聴かせたりすることが有効です。施設や病院

などに入所している場合、生活が単調になってしまって昼夜が逆転してしまうことも多いですが、昼間に音楽セッションでアップテンポの曲を使って眠らないようにし、逆に、夜には快い音楽を聞かせると表情が柔和となって、リラックスした状態になり、心地よい眠りが訪れることも多くなります。こうすることで、生活のリズムを整えるという効果も得られることになります。

４）感情を揺り動かす

　認知症患者は感情表現が乏しくなってくることも特徴です。テレビ番組を視聴しても多様な感情が沸き上がらず、ただじっと画面を眺めているように見えることがあります。こういうときにも音楽の不思議な力を利用することができます。各人の思い出とリンクする音楽を用いると、不思議と感情も蘇ってきます。豊かな感情を呼び覚ますように、話しかけたり、適当な音楽を探してみたりしましょう。

５）コミュニケーションの促進

　認知症患者は、健常者のような通常のコミュニケーションが難しくなります。患者自らがコミュニケーションを拒否している場合もあります。このことによって、自分の気持ちを表すことが難しくなり、鬱憤が溜まったりイライラしたりということもあるでしょう。音楽を聴きながら歌を歌ったり、楽器を鳴らしたりすることは自分を表現することにもなります。音楽療法のセッションは、音楽というツールを用いた音楽療法士と対象者間のコミュニケーションです。最初はうまくいかなくても、反復することで強化されていき、徐々にそれ以外の方法でのコミュニケーションができるようになってきます。

　コミュニケーションは、一緒に楽しんでくれる相手がいるとさらに活性化されます。たった一人で自己表現をしていても、それを受け入れてくれる人がいなければ面白くありません。その一番の相手が音楽療法を施す音楽療法士だと言えましょう。経験が浅いとどうしても計画通りにセッションを行うことに必死になってしまいがちですが、音楽療法士自身がその場を楽しんでいると、不思議と対象者にも伝わっていき、楽しいコミュニケーションの場となります。

３－４．認知症予防の音楽療法実践～パタカラ体操～

　筆者はいままで、様々な対象者を対象として音楽療法セッションを行ってきました。特に近年では、認知症予防・介護予防を目的としてセッションを行うことも多くなりました。これも「自分が認知症になりたくない」という人たちが増えてきたということを表しているといえるでしょう。このような音楽セッションは非常に人気があります。このときに積極的に取り入れている方法がいくつかあります。

　一つ目はリズムに合わせて手拍子を打ったり、足踏みをしたりする音楽運動療法です。このごろトピックスになっているのは、2つの課題を同時に行なう方法です。歌いながら指を閉じたり開いたりしたりするなど、音楽療法＋運動療法を同時に行ないます。この方法を「デュアル・タスク（dual task）」と呼び、認知機能の改善に有効性があることが知られています。歌を歌いながら体は違う体の動きをしますので、非常に脳が活性化されます。この療法を行う時、最初は「難しい」と苦笑いされる姿が多く見られますが、練習していくうちにできるようになってきて、最後には自信満々の笑みへと変わります。この方法を行う時は常にその場が笑いにあふれています。

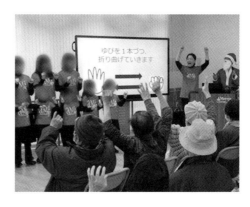

　2つ目は、口腔機能のリハビリテーションです。高齢者では唇や舌、咽頭の機能低下によって誤嚥をきたすことがあります。近年、発声を練習することで嚥下障害を予防できることが分かり、口腔機能訓練としての「パタカラ体操」が知られるようになってきました。これは「パ・タ・カ・ラ」を発声することで、口腔機能や嚥下に関わる筋肉を訓練するものです。「パ・タ・カ・ラ」が口腔機能訓練になるのは次のような理由からです。

①「パ」：破裂音の「パ」は唇をしっかり閉めることで発音するため、唇を閉める筋力を鍛えられます。

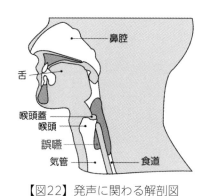
【図22】発声に関わる解剖図

②「タ」：「タ」は舌を上顎（硬口蓋）にしっかり触れることで発音できるため、舌の筋肉を鍛えられます。

③「カ」：「カ」は咽頭に力を込め、咽頭を閉めることで発音できるため、食道に食べ物を送るため時の一瞬呼吸を止める訓練になります。

④「ラ」：「ラ」は舌をまるめ、舌先を上の前歯の裏につけて発音します。舌の筋肉が訓練されます。

　パタカラ体操を実際に行うときには、なじみの歌や替え歌を最大限に利用するといいでしょう。また、手拍子を1拍ずつ打ちながら、1拍に4つずつ発声してみると、リズミカルで楽しく続けることができます。

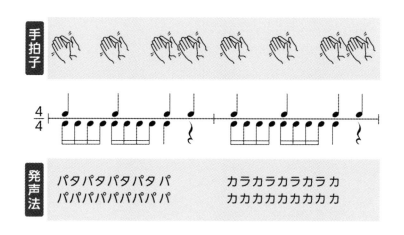

【図23】パタカラ体操の一例

さらに、パタカラ体操は口腔機能訓練になる以外にも脳の活動にも良い刺激を与えることが分かっています。音楽を聴いて発声しながら活動するときには、音の振動は耳から大脳の側頭葉（一次聴覚野）に伝わります。引き続いて、情報の伝達は電気信号によって、大脳の広い領域を刺激していくのです。このように、音楽＋発声＋活動によるトレーニングは、神経系や認知機能の改善に有効であるともいえます。まさにパタカラ体操は一石二鳥ですね。

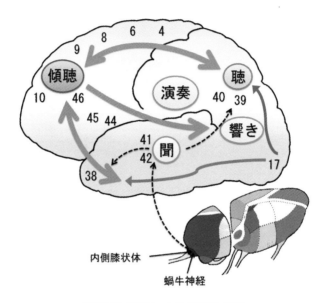

【図24】聴覚による情報の伝達

コラム～認知症の専門医

　我が国の認知症の臨床で、最も有名な診断法に「長谷川式スケール」があります。このスケールを考案した長谷川一夫教授は病名を「痴呆」から「認知症」へ変更することを提唱するなど、その功績や業績、貢献度はあまりにも大きいといえましょう。

　ご存じの方も多いと思いますが、先生ご自身がゆっくり進行するタイプの本疾患を患いました。その旨を公表し、自身の講演活動で話題にしたり、数年にわたる生活記録を残したりされています。

　先生は約40年前に認知症のデイサービスを提唱されています。家族の負担を減らし、認知症の人の精神機能を活発化させ、利用者が一緒に楽しめる場所の重要性を訴え続けてこられました。しかし、ご自身がデイサービスを利用するようになってゲーム等に参加した際、楽しい雰囲気の中で過ごすことはできましたが、心では孤独を感じたと述べられたことがあります。これは、デイサービスでセッションを行うことが多い我々音楽療法士にとって今一度自分たちの足元をよく確認しなさいというメッセージのように感じます。将来、自分がデイサービスに通うようになった時、果たして現在の音楽セッションで楽しめるでしょうか？

　かつて先生が担当した患者が五線譜に書き込んだ言葉がありました。「僕にはメロディがない。和音がない。共鳴がない。帰ってきてくれ。僕の心よ、全ての思いの源よ。再び帰ってきてくれ。あの美しい心の高鳴りは、もう永遠に与えられないのだろうか」。

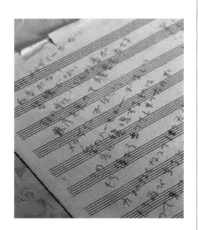

参考文献（P66より）

1) Moore C, Elliott D (2018) Introduction to music therapy practice. Journal of Music Therapy, thy021, https://doi.org/10.1093/jmt/thy021

2) Bando H (2001) Music therapy and internal medicine. Progress in clinical medicine. Asian Med. J. 44 (1): 30-35.

3) Aigen K (2007) Introduction to Article by Rolando Benenzon. Nordic Journal of Music

4) Arthur MH (2018) A Humanistic Perspective on Intersubjectivity in Music Psychotherapy. Music Therapy Perspectives. doi:10.1093/mtp/miy017

5) Parker F (2019) Music Therapy as a Behavior Modification for Students with Severe Behavior Auburn University Libraries. http://hdl.handle.net/10415/6572

6) Madsen CK, Cotter V, Madsen CH (1968) A Behavioral Approach to Music Therapy. Journal of Music Therapy, 5(3), 69-71. doi:10.1093/jmt/5.3.69

7) Aigen K (2014) Music-Centered Dimensions of Nordoff-Robbins Music Therapy. Music Therapy Perspectives, 32(1), 18-29. doi:10.1093/mtp/miu006

8) Guerrero N, Turry A, Geller D, Raghavan P (2014) From Historic to Contemporary:

9) Dukic H, Parncutt R, Bunt L (2019) Narrative archetypes in the imagery of clients in Guided Imagery and music therapy sessions. Psychology of Music. https://doi.org/10.1177/0305735619854122

10) Brocke D, Moe T (2015) Guided Imagery & Music (GIM) and Music Imagery Methods for Individual and Group Therapy. Jessica Kingsley Publishers. ISBN 9780857008770.

11) Kern P, Tague DB (2017) Music Therapy Practice Status and Trends Worldwide: An International Survey Study. Journal of Music Therapy, 54(3), 255-286. doi:10.1093/jmt/thx011

12) Altshuler IM (1948) The past, present, and future of musical therapy. In E. Podolsky (Ed.), Music therapy (pp. 24-35). New York: Philosophical Library.

13) Michel E, Pinson J (2005) Music therapy in principle and practice. Springfield, IL: Charles C. Thomas. Pellitteri, J. (2009). Emotional

14) Heiderscheit A, Madson A (2015) Use of the Iso Principle as a Central Method in Mood Management: A Music Psychotherapy Clinical Case Study. Music Therapy Perspectives 33(1): 45-52. doi.org/10.1093/mtp/miu042

15) Heiderscheit A, Breckenridge S, Chlan L, Savik K (2013) Music preferences of mechanically ventilated patients participating in a randomized controlled trial.

16) Lesiuk T (2010) The effect of preferred music on mood and performance in a highcognitive demand occupation. Journal of Music Therapy, 47(2):137-54.

17) Lai YM (1999) Effects of music listening on depressed women in Taiwan. Issues in Mental Health Nursing, 20(3), 229-246.

18) Biagini MS, Brown LE, Coburn JW, Judelson D. A, Statler TA, Bottaro M, et al. (2012) Effects of self-selected music on strength, explosiveness, and mood. Journal of Strength Conditioning Research, 26(7), 1934-1938.

19) Ghetti CM (2012) Music therapy as procedural support for invasive medical procedures: toward the development of music therapy theory. Nordic Journal of Music Therapy 21(1): 3-35. doi:10.1080/08098131.2011.571278

20) Stewart RA (2016) The Effect of Educational Material on Public Perception of "The Iso Principle" and Its Use in Music Therapy. The degree of Master of Music. College of Music, Florida State University Libraries (2016-4-15):1-31.

21) Mori K, Iwanaga M (2017) Two types of peak emotional responses to music: The psychophysiology of chills and tears. Scientific Reports, 7(1). doi:10.1038/srep46063

22) McNair D, Lorr M, Doppleman L (1971) POMS Manual for the Profile of Mood States. San Diego, CA: Educational and Industrial Testing Service.

23) Lin S, Hsiao YY, Wang M (2014) Review of the profile of mood states 2nd edition (POMS 2). J Psychoeducational assessment 32(3), 273-277. http://dx.doi.org/10.1177/0734282913505995

24) Sams DP, Handley ED, Alpert-Gillis LJ (2018) Mindfulness-based group therapy: Impact on psychiatrically hospitalized adolescents. Clinical Child Psychology and Psychiatry, 135910451877514. doi:10.1177/1359104518775144

25) Verstegen AL, Silverman MJ (2018) Effects of music therapy on mood and pain with patients hospitalized for bone marrow transplantation: a randomized effectiveness pilot study. Journal of Creativity in Mental Health, 1-11. doi:10.1080/15401383.2018.1486257

26) Galińska E (2015) Music therapy in neurological rehabilitation settings. Psychiatr. Pol. 49(4): 835-846

27) Thaut MH (2005) Rhythm, music and the brain: scientific foundations and clinical applications. New York: Routledge.

28) Bando H, Yoshioka A,Nishikiori Y (2018) Music Therapy Session in the Hospital would Relax, Sooth and Heal the Heart. J Integrative Med Ther. 5(1): 1

29) Bando H, Yoshioka A, Nishikiori Y, Hirai Y, Kusaka Y, et al. (2019) Effective Music Therapy Session for Vocalization and Movement of Extremities. Curr Res Complement Altern Med. CRCAM-136. DOI:10.29011/2577-2201 /100036

30) Lawrence S (2019) The use of lullabies in hospice music therapy. http://hdl.handle.net/1951/70742

31) National Institutes of Health (NIH) https://nccih.nih.gov/

32) National Center for Complementary and Integrative Health (NCCIH) https://nccih.nih.gov/health/integrative-health

33) Cheever T, Taylor A, Finkelstein R, Edwards E, et al. (2018) NIH/Kennedy Center workshop on music and the brain: finding harmony. Neuron 97(6):1214-1218

34) NCCIH: Complementary Health Practices for Cognitive Function, Dementia, and Alzheimer's Disease. https://nccih.nih.gov/health/tips/alzheimers

35) Bando H (2001) Music therapy and internal medicine. Progress in clinical medicine. Asian Med. J. 44 (1): 30-35.

36) Bando H, Yoshioka A, Iwashimizu Y, Iwashita M, Doba N (2017) Development of primary care, lifestyle disease and New Elderly Association (NEA) in Japan – common philosophy with Hinohara-ism. Prim Health Care 7: 281. doi: 10.4172/2167-1079.1000281

37) Bando H, Yoshioka A,Nishikiori Y (2018) Music Therapy Session in the Hospital would Relax, Sooth and Heal the Heart. J Integrative Ther. 5(1): 1.

38) Bando H (2018) Combined diabetic treatment with low carbohydrate diet, exercise and music therapy. Diabetes Updates 1(1);1-2. doi: 10.15761/DU.1000103

39) Bando H, Yoshioka A, Nishikiori Y, Hirai Y, Kusaka Y, et al. (2019) Effective Music Therapy Session for Vocalization and Movement of Extremities. Curr Res Complement Altern Med. CRCAM-136. DOI:10.29011/2577-2201/100036

40) Bando H, Yoshioka A, Nishikiori Y (2019). Music Therapy in the Hospital to Heal Patients for Training of Speech and Swallow Function. Int J Case Rep Clin Image 1(2): 107

41) Bando H (2020) Music Therapy (eBook). Medical Periodicals. Raffles Connect Pte. https://rafflesconnect.sg/books/bando-music-therapy.pdf

42) Bando H, Yoshioka A, Nishikiori Y (2019) Beneficial approach of music therapy for the patients with dementia. Int J Complement Alt Med. 12(5):190–192. DOI: 10.15406/ijcam.2019.12.00472

43) Yoshioka A, Bando H, Nishikiori Y, et al. (2019) Recent status of hydrotherapy and balneotherapy with clinical beneficial effects. Int J Complement Alt Med. 12(6):217–219. DOI: 10.15406/ijcam.2019.12.00476

44) Bando H, Yoshioka A, Nishikiori YU, et al. (2019) Effective cardiac rehabilitation associated with the application of music therapy. Int Phys Med Rehab J. 4(6):273–274. DOI: 10.15406/ipmrj.2019.04.00216

45) Bando H, Yoshioka A, Nishikiori Y (2020) Various Care Option of Integrative Medicine from the Viewpoint of Patient-Oriented Medicine. Int J Conf Proc. 2(1). ICP. 000529.2020.

46) Hirai Y, Bando H, Yoshioka A, Nishikiori Y (2020). Music and Man in Art: The Future of Media and Technology. Global J Arts Social Sci 2(1): 116

47) Bando H, Nakanishi A, Yoshioka A, Nishikori Y (2020) Thermal Therapy for Patients with Heart Disease from the Perspective of Integrative Healthcare. Curr Res Complement Altern Med 4: 137. DOI: 10.29011/2577-2201.100037

48) Nishikiori Y, Bando H, Yoshioka A, Fujita M, Kusaka Y, et al. (2020) Trials of Additional Effective Movements for Music Therapy Session for the Elderly. Curr Res Complement Altern Med 4: 138. DOI: 10.29011/2577-2201/100038

49) Bando H, Yoshioka A, Nishikiori Y (2020) Medicine and philosophy with supreme humanity and achievement by great physicians, Schweitzer, Osler and Hinohara. Int J Fam Commun Med. 4(3):74–76. DOI: 10.15406/ijfcm.2020.04.00188

50) Bando H, Yoshioka A, Nishikiori Y (2020) Future research direction from the perspective of music therapy. Art Human Open Acc J. 2020;4(2):54–56. DOI: 10.15406/ahoaj.2020.04.00153.

51) Bando H (2020) Medical Progress from Bio-Psycho-Social Points of View Associated with Happiness of People. Biomed Sci J. 2020;1:101

52) Yoshioka A, Nishikiori Y, Bando H (2020) Music Therapy Session with Various Elements for Clinical Effects and Comfortable Mood. Biomed Sci J. 2020;2:11

53) Tanaka K, Nagahiro S, Bando H (2020) Psychologically comfortable seasonal images for the project on the art in hospitals. Art Human Open Acc J. 4(5):187–189. DOI: 10.15406/ahoaj.2020.04.00169

54) Bando H, Yoshioka A, Nishikiori Y (2020) Art Therapy with Interactive Viewing Will Bring Empathy Leading to Health and Care. Int J Conf Proc.2(2). ICP.000535.2020.

55) Tanaka K, Nagahiro S, Bando H (2020) Beneficial Art in Hospitals with Masking Tape Initiated from University Hospital. Asp Biomed Clin Case Rep. 5;3(3):202-05. doi.org/10.36502/2020/ASJBCCR.6212

56) Bando H, Nakanishi S, Kuji T, et al. (2020) Continuing mind for primary care medicine as total family care mailing list (TFC-ML) group. Int J Fam Commun Med.4(5):135–137. DOI: 10.15406/ijfcm.2020.04.00202

57) Nagahiro S, Tanaka K, Bando H, Bando M, Nakanishi M, et al. (2021) Masking tape art-work may provide beneficial positive effects. Edel J Biomed Res Rev 3: 5-8.doi.org/10.33805/2690-2613.117

58) Bando H (2021) Lifestyle improvement with the philosophy of Hinohara-ism in the current challenging circumstances of COVID-19 worldwide. Clin Med Case Rep 5:e101. DOI: 10.37421/cmcr.2021.5.103

59) Bando H (2021) Recent topics of complementary & alternative medicine (CAM) include music/art therapy and hospital art. Int J Complement Alt Med. 14(3):100–101. DOI: 10.15406/ijcam.2021.14.00540

60) Bando H, Yoshioka A and Nishikiori Y (2021) Pairing Situation of Soundscape and Flavors from Integrative Medicine (IM) Point of View. Global J Arts Social Sci 3(3): 147. doi.org/10.36266/GJASS/147

61) Tobeta B, Bando H (2021) Efficacy of sound treatment for better meditation and sleep in music therapy. Int J Complement Alt Med. 2021;14(4):192–194. DOI: 10.15406/ijcam.2021.14.00559

62) Bando H (2021) Recent Trend of Exercise Prescription for Dementia and Mild Cognitive Impairment (MCI). Int J Case Rep Clin Image 3(3): 158. DOI: 10.36266/IJCRCI/158

63) Bando H (2021). A Perspective on the Development of Art Therapy for Art in Hospitals. SunText Rev Arts Social Sci 2(3): 128. doi.org/10.51737/2766-4600.2021.028

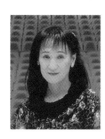

著者略歴

吉岡 明代 （よしおか あきよ）

一般社団法人 全日本ピアノ指導者協会　評議員
ピティナ・ピアノコンペティション　審査員
ピティナ・ピアノステップ　アドバイザー
徳島支部　実行委員長

1996年　優秀指導者賞を受賞
2020年度までに、ピティナ指導者賞を連続して32回受賞
　　　　これまでに、ピティナ・ピアノコンペティション全国決勝大会において、金賞、銅賞、ベスト賞、優秀賞、奨励賞、審査員特別賞等、多数の成績優秀者を輩出している。幼年から実年での各世代にわたる生涯教育に取り組み、演奏者の技術だけでなく、各自の人間性に注目し指導にあたる。
1996年　「Joint Concert in Hawaii」[後援:日本航空（JAL）他]
1998年　「Memorial Concert」（神戸⇔鳴門ルート全通記念事業）
2002年　「RAMSE BAND CONCERT」（スウェーデン・徳島交流コンサート）
2002年　「ユルンヤコブ&トーマス・ティムを迎え～室内楽の夕べ」
　　　　　　　　　　　　　　　　　　　　　[後援:ドイツ連邦共和国大使館 他]
　　　　など、海外より外国人演奏者を迎えての交流コンサートや
2004年　「Piano Concert」には、徳島県知事に御来聴いただき、
2005年　「虹の木コンサート」（世代や社会的垣根を越えたコンサート）
2011年　「International Joint Concert」Taipei & Japan
2013年　「Freundschaftkonzert für Deutschland und Japan」
　　　　を企画、運営、出演している。また、CD「星の実」「虹の木」など、心に届く音楽CDのディレクターとしても活躍している。
　　　　A Muse Society 会長
　　　　(A Muse Society Record - http://sound.jp/amuse/)
日本音楽療法学会 認定音楽療法士として、高齢者、および知的障がい者（児）などのセッションを継続している。
音楽療法関係の講演・発表を行い、原著・総説論文は30数編
日本統合医療学会四国支部、四国MT研究会、徳島県糖類制限研究会事務局長
日本音楽医療研究会世話人

他に、1973年徳島県書道部門 芸術祭賞受賞。定期的に次代の書を考えた社中展を開催している。
成蹊書道令峰会 教授
また、小原流いけばな 教授としても、後進の指導にあたっている。

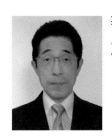

著者略歴

板東　浩　（ばんどう ひろし）

1957（昭32）年生まれ、1981（昭56）年徳島大学卒。

①ドクター：

医学博士。日本糖尿病学会·認定医·指導医
日本心身医学会評議員、日本心療内科学会評議員
日本抗加齢医学会評議員、日本統合医療学会評議員
日本統合医療学会四国支部長、徳島「新老人の会」代表
徳島県糖質制限研究会代表、四国MT研究会代表
ECFMG資格取得。米国family practice residencyで臨床研修。
Fellow of American College of Physicians（米国内科学会ACP上級医）
Volunteerism & Community Service Award of ACP（ACP ボランティア賞）（2011）
糖尿病学などの医学英文誌4誌における編集長（Editor-in-Chief）（2020）

②ピアニスト：

全四国音楽コンクールエレクトーン（1970）·ピアノ部門（1993）各第1位
第20回日本バイオミュージック学会·学術大会長（於 徳島市）（1999）
第25回PTNA全国決勝大会シニア部門奨励賞（2001）
第9回日本音楽療法学会·学術大会長（於 松山市）（2009）
第3回ヨーロッパ国際ピアノコンクールin JapanソロB-2部門 銀賞（2012）
日独国際親善ピアノコンサート（Wartburgkirche, Markus Krankenhaus）（2013）
第8回日本音楽医療研究会·学術大会長（於 徳島市）（2014）

③アスリート（スケート、陸上、野球）：

全国インラインスケート大会で優勝歴数回、World Skate Japan理事·指定医
冬季国体アイススケート·スピード選手として出場（1999 ～ 2003）、現在監督
日本体育協会認定スポーツドクター徳島県スケート連盟理事長·スピード部長
書籍「スケート中級者への上達アドバイスNo.1 ～ 6」を出版（2004 ～ 2010）
四国マスターズ陸上競技選手権大会·50-54歳男子60m, 100m,走幅跳各1位（2011）
第12回全日本マスターズ·アイススケート競技会男子Cクラス（45-54歳）3位（2012）
第3回国際ゴールドマスターズ陸上競技会京都大会·55-59歳男子60m 7位（2013）
100m走は15歳で13.0秒、59歳時マスターズ陸上で13.1秒と徳島県記録を樹立（2016）
小学～高校までソフトボール投手、大学は準硬式野球部内野手、500歳野球に出場
26歳から軟式野球リーグ所属、30歳から左右両打席打ち、18年間で首位打者3回

④エッセイスト：

著書は「糖質制限の実践法」「音の不思議!?ピアノの不思議!?」など、30点以上
スポーツ関係でスピードスケートの実践書、マスターズ陸上の書籍等を出版
現在まで講演700回以上、出版物2000点以上、英語論文300篇以上

Homepage https://www.pianomed.org/
YouTube https://www.pianomed.org/youtube/
E-mail pianomed@bronze.ocn.ne.jp

Dr. 板東の音楽療法シリーズ　心理編 改訂版 定価：（本体1,500円＋税）

2021年（令和3年）12月25日発行

著　者──吉岡明代、板東　浩
編　集──竹中優子、中川周彰、山中克彦
発行人──中川徳久
発行社──有限会社メディカル情報サービス

〒104-0061 東京都中央区銀座1-27-8　セントラルビル3階
http://www.mhank.jp/
E-mail: info@mhank.jp

DTP・印刷──グランド印刷株式会社

ISBN978-4-903906-20-1　C3047　￥1500E　Printed in Japan
乱丁・落丁本はお取替えいたします。
定価はカバーに表記してあります。

Dr.板東の
音楽療法シリーズ

Music Therapy　psychological chapter
心理編
2021 改訂版

音楽療法士
PTNA評議員　**吉岡明代**
Akiyo Yoshioka

医学博士
音楽療法士　**板東　浩**
Hiroshi Bando

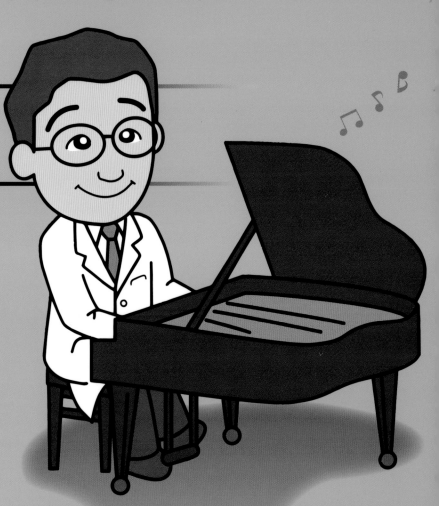

メディカル情報サービス

ISBN 978-4-903906-19-5

C3047 ¥1500E

定価　　本体 1500円 ＋税

Buddy's Concierege

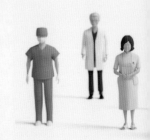

医療従事者に必要な社会保障制度

「治療費にいくらかかるのか不安…」病気のことやお金のことが心配という患者さん達の不安な声を、あなたは聞くことはありませんか？この本は、治療費や社会保障制度について、患者さん達からのお声に、タイムリーかつ的確にお応えできるよう構成致しました。